Gaby Gschwend

W0059486

Nach dem Trauma

Ein Handbuch für Betroffene und
ihre Angehörigen

Verlag Hans Huber

Adresse der Autorin
Frau lic. phil. Gaby Gschwend
Kurhausstrasse 5
CH-8032 Zürich

Lektorat: Monika Eginger
Herstellung: Daniel Berger
Druckvorstufe: Plakaprint GmbH, Ittigen
Umschlag: Atelier Mühlberg, Basel
Satz: Nathalie Sbicca Panarelli
Druck und buchbinderische Verarbeitung: AZ Druck und Datentechnik GmbH, Kempten
Printed in Germany

Bibliografische Information der Deutschen Bibliothek
Die Deutsche Bibliothek verzeichnet diese Publikation in der Deutschen Nationalbibliografie;
detaillierte bibliografische Daten sind im Internet über http://dnb.ddb.de abrufbar.

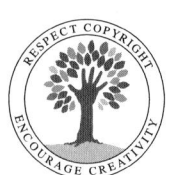

Dieses Werk, einschließlich aller seiner Teile, ist urheberrechtlich geschützt. Jede Verwertung
außerhalb der engen Grenzen des Urheberrechtes ist ohne Zustimmung des Verlages
unzulässig und strafbar. Das gilt insbesondere für Vervielfältigungen, Übersetzungen,
Mikroverfilmungen sowie die Einspeicherung und Verarbeitung in elektronischen Systemen.

Anregungen und Zuschriften bitte an:
Verlag Hans Huber
Hogrefe AG
Länggass-Strasse 76
CH-3000 Bern 9
Tel: 0041 (0)31 300 45 00
Fax: 0041 (0)31 300 45 93
E-Mail: verlag@hanshuber.com
Internet: www.verlag-hanshuber.com

1. Auflage 2006
© 2006 by Verlag Hans Huber, Hogrefe AG, Bern
ISBN 3-456-84305-4

Inhalt

Einleitung

Die Wahrscheinlichkeit, eine traumatische Situation zu erleben, ist hoch. Etwa jeder Zweite erlebt nach heutigen Berechnungen mindestens einmal im Leben ein traumatisches Ereignis. Die körperlichen Verletzungen, die kann man sehen, nicht aber die seelischen Wunden, die dabei entstehen können. Dabei sind diese oft schmerzhafter und heilen nur langsam. Von vielen Einzelschicksalen, die sich häufig auch privat, im Verborgenen, ereignen, von körperlicher, psychischer oder sexueller Gewalt, erfahren wir nichts. Doch nur schon durch die Medien erreichen uns täglich Schreckensmeldungen. Wir lesen, hören, sehen von Überfällen, Attentaten und Entführungen, von Naturkatastrophen und kriegerischer Gewalt, von Vergewaltigungen und von Gewalt an Kindern. Traumatische Ereignisse sind immer extreme Ereignisse, die den Rahmen alltäglicher Erfahrungen und Belastungen bei weitem übersteigen. Es handelt sich um außergewöhnlich bedrohliche Schreckenssituationen, die mit intensiver Angst und dem Gefühl von absoluter Macht- und Hilflosigkeit einhergehen. Das muss nicht in spektakulärer Form geschehen, wie es z. B. bei einer technischen- oder einer Naturkatastrophe der Fall ist, häufig sind es «alltäglichere» Ereignisse wie z. B. ein Verkehrsunfall, den man überlebt hat, die Diagnose einer schweren Erkrankung oder der unerwartete Tod eines nahe stehenden Menschen. Erst in solchen Situationen wird uns wirklich deutlich, wie einschneidend sich eine derartige Erfahrung auf die seelische und körperliche Gesundheit auswirken kann, denn das Erlebte gräbt sich tief in das Gedächtnis ein und bemächtigt sich des Unbewussten. Wenn Sie dieses Buch lesen, haben Sie wahrscheinlich vor kurzem oder vor längerer Zeit selber ein traumatisches Ereignis erlebt, das Sie seelisch und häufig auch körperlich verletzt, Sie um Ihr seelisches oder gesundheitliches Gleichgewicht gebracht und Sie verändert hat. Oder Sie stehen jemandem nahe, der mit einem Schicksalsschlag konfrontiert wurde oder Gewalt erlebt hat und möchten ihn unterstützen. Dieses Manual möchte Betroffenen, ihren Angehörigen und anderen Interessierten helfen, die möglichen Folgen traumatischer Erfahrungen besser zu verstehen und damit umgehen zu können. Es soll Anregungen und Hilfestellung im Prozess der Bewältigung und Verarbeitung von Schreckensereignissen vermitteln und die Ihnen eigenen Selbstheilungskräfte unterstützen. Im Informationsteil erfahren Sie etwas über die verschiedenen Formen und über die möglichen psychischen und gesundheitlichen Folgen traumatischer Erlebnisse. Der zweite Teil geht vertieft auf verschiedene spezielle traumatische Ereignisse ein und zwar auf solche, die in der Lebensrealität häufig vorkommen und die viele Menschen betreffen. Ergänzt werden diese Informationen durch situationsbezogene Anregungen und Hinweise zur Bewältigung dieser speziellen Ereignisse. Im dritten Teil werden praktische Anregungen, Strategien und Übungen zur Selbsthilfe vorgestellt, die den Umgang mit belastenden Reaktionen erleichtern und zur Stärkung Ihrer Persönlichkeit und zu der Ihrer Selbstheilungskräfte beitragen. Und schließlich erfahren Sie, was Angehörige und Freunde tun können, um die Erholung und Heilung nach dem Trauma zu unterstützen. Sie erhalten Hinweise zum Umgang mit traumatisierten Kindern, und auch dazu, wann es angezeigt ist, Unterstützung von psychologisch-psychotherapeutischen Fachpersonen in Anspruch zu nehmen, die dieses Buch keinesfalls ersetzen kann. Um sprachliche Schwerfälligkeiten zu vermeiden, ist der Text in der männlichen Form geschrieben.

Information zum Trauma

1. Was ist ein Trauma?

Traumatische Ereignisse sind einschneidende, schreckliche Ereignisse, die außerhalb des gewöhnlichen menschlichen Erfahrungsbereichs liegen. Sie übersteigen bei weitem das Ausmaß und die Intensität gewöhnlicher Alltagsbelastungen und bewirken in uns Entsetzen, Furcht und das Erleben einer intensiven Hilflosigkeit. Menschen sind plötzlich in einen schweren Verkehrsunfall entwickelt, jemand erfährt aus heiterhellem Himmel, dass er schwer krank ist, ein Kind wird körperlich und/oder seelisch misshandelt, in einer intimen Beziehung wird körperlicher und seelischer Terror ausgeübt, jemand wird mit dem unerwarteten Tod eines nahe stehenden Menschen konfrontiert oder ist plötzlich einer Naturkatastrophe ausgeliefert. All diese verschiedenen Ereignissen haben etwas gemeinsam: die Betroffenen stehen ihnen hilflos gegenüber, sie haben keinen wirklichen Einfluss auf die Situation und meist besteht auch körperliche Gefahr oder sogar Lebensgefahr. Das sind existenziell bedrohliche Erfahrungen. Sie erschüttern, kurzfristig oder auch andauernd, das seelische und körperliche Gleichgewicht der davon Betroffenen und verändern ihr Leben und ihre Persönlichkeit. Glücklicherweise verfügt der Mensch, körperlich wie seelisch, über erstaunliche Selbstheilungskräfte. Wunden, auch schwere Wunden, können, bei angemessener Beachtung und unterstützender Behandlung, langsam heilen. Unter geeigneten Bedingungen kommt es auch im seelischen Bereich allmählich zu einem Erholungs- und schließlich Heilungsprozess, man erholt sich vom Schrecken des Unfassbaren, lernt langsam, das Geschehene zu akzeptieren und damit zu leben. Die Belastungserscheinungen lassen nach, die seelischen Wunden vernarben und heilen allmählich. Die Erfahrung bleibt ein schmerzhafter Teil des eigenen Schicksals, aber vor dem Hintergrund des Erlebten geht doch «das Leben weiter», wie der Volksmund sagt, auch wenn es nicht mehr das unbeschwertere Leben von «vorher» ist. Das traumatische Ereignis wird nicht vergessen. Aber es verblasst mit der Zeit im täglichen Leben und andere Gedanken und Erinnerungen können wieder an Raum gewinnen. Dieser Bewältigungsprozess gelingt aber nicht «automatisch» in jedem Fall und bei allen Menschen. Manche drohen, am Trauma zu zerbrechen und es gelingt ihnen nicht oder nur bruchstückhaft, ihr Leben wieder neu aufzubauen. Die zerstörerische Erfahrung kann nicht bewältigt werden, die seelischen

Wunden heilen nicht oder brechen immer wieder auf, seelische und körperliche Belastungsreaktionen werden zu chronischen Beschwerden und Symptomen, die das Leben dauerhaft beeinträchtigen. Ob einem Menschen die Bewältigung und Überwindung eines schrecklichen Ereignisses gelingt oder nicht, hängt vom Zusammenwirken verschiedener Faktoren ab. Sie können den Erholungs- und Heilungsprozess unterstützen, aber auch blockieren und verhindern. Es sind auf der einen Seite die Merkmale der traumatischen Situation selbst und andererseits individuelle Faktoren und die persönlichen Lebensumstände des Betroffenen, die dabei zusammenwirken.

1.1 Situationsmerkmale

Situationsmerkmale des Traumas sind die objektiven Merkmale der traumatischen Situation, das heißt, die Art des traumatischen Ereignisses, seine Intensität und die Dauer. Es sind nämlich äußerlich ganz verschiedene Situationen und Ereignisse, die zu einer Traumatisierung führen können. Es bedeutet zum Beispiel einen Unterschied, ob die Gewalt durch andere Menschen verursacht wurde wie es bei körperlichen Misshandlungen oder bei sexueller Gewalt der Fall ist, oder ob eine Gewalterfahrung in unser Leben einbricht, von der wir unabhängig vom Verhalten anderer Menschen erfasst werden. Dies ist zum Beispiel bei technischen und Naturkatastrophen der Fall oder wenn wir plötzlich damit konfrontiert werden, dass wir von einer schweren Krankheit betroffen sind. Wurde die traumatische Situation unabhängig von menschlichen Absichten, «schicksalhaft», ausgelöst, wird unser Weltvertrauen erschüttert und verletzt. Das Gefühl, das wir uns selbstverständlich in der Welt bewegen können und in ihr grundsätzlich sicher sind, wird erschüttert. Werden wir Opfer von Gewalt durch andere Menschen, erschüttert diese Erfahrung dazu auch nachhaltig unser Vertrauen in andere, das Menschenvertrauen ist verletzt und beeinträchtigt das Erleben von Sicherheit in Beziehungen und der Zugehörigkeit zu anderen Menschen. Erfahren wir von einer schweren Krankheit, verändert sich das Verhältnis zum eigenen Körper, in dem wir uns plötzlich nicht mehr sicher fühlen, der plötzlich unberechenbar wird und zu einem unheimlichen Gegenüber. Für die Folgen der traumatischen Erfahrung und für ihre Verarbeitung macht es auch einen Unterschied, ob die Schreckenssituation einmalig, kurzfristig und in sich abgeschlossen war wie bei einem Autounfall, oder ob Sie wiederholt oder über einen längeren Zeitraum hinweg traumatisiert wurden, zum Beispiel durch häusliche Gewalt. Und schließlich spielt auch der Zeitpunkt in Ihrem Leben eine Rolle, zu dem Ihnen das Trauma widerfahren ist. Wenn traumatische Erfahrungen, insbesondere Gewalt durch andere Menschen, schon in der Kindheit gemacht wurden, wird die Seele noch tiefer und umfassender verletzt. Und je jünger das Kind zum Zeitpunkt der Traumatisierung war und je weniger Unterstützung durch Erwachsene es hatte, desto schwerwiegender sind im allgemeinen auch die Folgen für die weitere Persönlichkeitsentwicklung und Lebensgeschichte. Einen weiteren Einfluss auf die Erholung und Verarbeitung haben die möglichen Langzeitfolgen und Lebensauswirkungen des Traumas, sei es auf der gesundheitlichen, der finanziellen oder auch juristischen Ebene. Bleibende körperliche Beeinträchtigungen, Arbeitslosigkeit als Folge des Traumas oder jahrelange Prozesse und versicherungstechnische Auseinandersetzungen wirken sich zusätzlich belastend aus und erschweren die Überwindung des Traumas.

1.2 Persönliche Faktoren

Nicht nur das traumatische Ereignis, sondern auch die Persönlichkeit des Betroffenen, seine Stärken und Verletzlichkeiten, seine Lebensgeschichte und auch seine aktuellen Lebensumstände stellen Faktoren dar, die die Selbstheilungskräfte unterstützen, aber auch hemmen und blockieren können. Dabei ist von großer Bedeutung, welche *Schutzfaktoren und Widerstandskräfte* in der bisherigen Lebensspanne ausgebildet werden konnten und aktuell verfügbar sind. Das können zum Beispiel verlässliche, unterstützende Beziehungen sein, andere, gute, Lebenserfahrungen oder auch Erfolgserlebnisse in anderen Lebensbereichen, die ein Gegengewicht zur traumatischen Erfahrung bilden. Auch persönliche Charaktereigenschaften wie zum Beispiel der Wille, nicht aufzugeben oder die Fähigkeit, aktiv nach Verbündeten und nach Lösungen zu suchen, spielen hier eine Rolle. Auf der anderen Seite gibt es auch persönliche *Risikofaktoren*, die sich hemmend auf die Überwindung des Geschehenen auswirken oder sogar verhindern, dass das Trauma unbeschädigt ausgehalten und bewältigt werden kann. Dies ist der Fall, wenn man in seinem Leben noch viele andere sehr belastende Ereignisse erleben musste oder auch dann, wenn man wenig ausgleichende positive und stärkende andere Lebenserfahrungen machen konnte. Bedeutung für den Heilungsprozess haben also neben den Situationsmerkmalen der traumatischen Situation selbst auch die stärkenden und schützenden Erfahrungen, die Sie bis zum Einbruch des Traumas gemacht haben und auf der anderen Seite die kritischen und schwächenden Erfahrungen bis dahin. Persönlichkeitsstärkende und unterstützende Erfahrungen, vor allem in der Kindheit, erhöhen die psychische Widerstandsfähigkeit und bilden einen stabilen seelischen Boden, der auch Erschütterungen standhalten kann. Schlechte Erfahrungen, vor allem wiederholte oder andauernde Angriffe auf den Körper und / oder die Seele, schwächen das seelische Immunsystem. Ein anderer wichtiger persönlicher Faktor sind auch Ihre aktuellen Lebensumstände.

Das Ausmaß, in dem Sie Anteilnahme und Unterstützung erhalten, durch Angehörige, durch Freunde, an der Arbeitsstelle, in Form gesellschaftlicher Solidarität ist hier wichtig. aber auch, inwieweit aktuell noch zusätzliche Belastungen bestehen, z. B. im Beruf oder im Beziehungsleben.

2. Mögliche Folgen

Während die unmittelbaren Erstreaktionen auf ein traumatisches Ereignis bei fast allen Menschen ähnlich sind, wenn vielleicht auch an Ausmaß und Intensität verschieden, verläuft die längerfristige Bewältigung eines Traumas individuell sehr unterschiedlich.

2.1 Erstreaktionen

So wie nach Schreckensereignissen typische körperliche Stress- und Notfallreaktionen auftreten wie ein beschleunigter Herzschlag, eine schnelle Atmung, eine erhöhte Muskelanspannung, so gibt es nach traumatischen Erfahrungen auch charakteristische seelische Folgereaktionen. Es sind möglicherweise heftige, aber ganz *normale Reaktionen* auf außergewöhnliche Belastungen, die im allgemeinen nach einer kurzen Zeitspanne langsam wieder abklingen. Sie oder ein Teil davon treten bei den meisten Menschen auf, die eine traumatische Situation erleben. Das ist wichtig zu wissen, weil viele Menschen über diese, Ihnen sonst wesensfremden Belastungsreaktionen, erschrecken. Sie «erkennen sich selbst nicht wieder» und haben Angst, «verrückt» oder «krank» zu werden.

Typische **Belastungsreaktionen** sind kurz nach einem traumatischen Ereignis:

* Intensive Erinnerungen an das Geschehene drängen sich Ihnen immer wieder auf. Das kann in verschiedener Form und Intensität geschehen. Die Spannbreite reicht dabei von unwillkürlichen Erinnerungen, die Sie unwillkürlich «überfallen» und die von intensiven Gefühlen begleitet sind, über so genannte «Flashbacks», in denen «der Film» des Geschehenen oder einzelne Szenen davon immer wieder vor Ihrem inneren Auge ablaufen bis hin zu einem eigentlichen «Wiedererleben» der traumatischen Situation, als sei sie aktuell gegenwärtig. Auch Träume können auftreten, die das Ereignis wiedergeben oder sonst bedrohlich, schrecklich, gewalttätig sind.
* Die Angst- und Bedrohungsgefühle halten an, auch, nachdem die Situation vorbei ist. Sie sind innerlich unruhig und vielleicht sehr schreckhaft, besonders bei unerwarteten, lauten Geräuschen oder wenn sich Ihnen jemand von hinten nähert. Es treten Schlaf- und Konzentrationsstörun-

gen auf. Man findet keine Ruhe und ist in ständiger innerer «Alarmbereitschaft».

- Sie vermeiden Erinnerungen an das Trauma oder meiden bestimmte Orte, Situationen oder Menschen, die Erinnerungen an das Ereignis wachrufen könnten.
- Erinnerungen an das Geschehene sind nur bruchstückhaft oder gar nicht vorhanden.
- Es kommt zu einem Interesseverlust. Aktivitäten, die Ihnen «vorher» Freude machten und etwas bedeuteten, stehen Sie nun teilnahmslos gegenüber. Viele Menschen berichten über eine Art genereller «Gefühlstaubheit».
- Sie verspüren heftige Gefühle und haben emotionale Ausbrüche, die Ihnen vielleicht sonst wesensfremd sind. Viele Menschen erleben z. B. eine ungewohnte Reizbarkeit und eine ausgeprägte Empfindlichkeit an sich.

Noch einmal: all das sind kurz nach einem schrecklichen Ereignis *normale* seelische Notfall- und Belastungsreaktionen. Bei den meisten Menschen klingen sie unter unterstützenden Bedingungen nach einer gewissen Phase der Erholung innerhalb von wenigen Tagen bis ca. 4 bis 6 Wochen nach dem Ereignis ab. Die Strategien und Übungen im Buch können Sie im Umgang mit solchen Belastungsreaktionen unterstützen. Sollten sie jedoch nicht schwächer werden und länger als 4 bis 6 Wochen andauern, ist dies ein Hinweis darauf, dass der Prozess einer Erholung und der Verarbeitung des Traumas blockiert ist.

2.2 Die Posttraumatische Belastungsstörung (PTBS)

Manchmal werden die Beschwerden chronisch. Bei ca. $^1/_3$ der Betroffenen gelingt die Bewältigung und Verarbeitung des traumatischen Ereignisses (kurzfristig) nicht und es entwickelt sich eine eigentliche Posttraumatische Belastungsstörung. Die oben beschriebenen Erstreaktionen bleiben anhaltend und intensiv bestehen oder treten gar erst neu auf, und es kommt zu keiner Beruhigung und Erholung. Man bleibt sozusagen «am Trauma hängen». Die psychischen Notfallreaktionen dauern über den unmittelbaren Einfluss des traumatischen Ereignisses hinaus an und verfestigen sich zu chronischen Symptomen, die das Leben anhaltend beeinträchtigen.

Die *Hauptmerkmale* einer **Posttraumatischen Belastungsstörung** sind:

- Wiederholte unausweichliche Wiedererinnerungen an das Ereignis. Das *Wiedererleben* von Bildern, Geräuschen, Gerüchen, Körperempfindungen oder «Rückblenden» in die traumatische Situation.

- Eine anhaltendes, sich vielleicht sogar ausweitendes *Vermeidungsverhalten* wie es oben beschrieben wurde. Man geht allem aus dem Weg, gedanklich, gefühlsmäßig oder ganz real, was irgendwie an das Ereignis erinnern könnte.
- Häufig zieht man zieht sich körperlich und/oder emotional von anderen Menschen zurück, fühlt sich von ihnen entfremdet.
- Der Zustand gesteigerter *Erregbarkeit*, die innere Unruhe, die Schlaflosigkeit, die Schreckhaftigkeit und die Angstgefühle halten unvermindert an. Das vegetative Nervensystem ist aus dem Gleichgewicht und führt einen Dauererregungszustand herbei.
- Viele Menschen leiden unter quälenden Gedanken und unter Gefühlen von *Hoffnungslosigkeit*. Es scheint ihnen zum Beispiel, dass sie keine gute Zukunft oder befriedigende Beziehungen mehr haben oder überhaupt je wieder glücklich sein könnten.

Auch wenn die Symptome schon länger als ein bis zwei Monate bestehen, können die Strategien und Übungen im Buch dazu beitragen, Ihre Heilungskräfte zu stärken, um sie bewältigen und überwinden zu könne. Bei anhaltenden starken Symptomen ist aber zusätzlich die Unterstützung durch eine Fachperson zu empfehlen, Näheres dazu in Kapitel 9.

2.3 Komplexe Trauma – Folgestörungen

Neben der Posttraumatischen Belastungsstörung gibt es aber auch noch andere mögliche psychische Langzeitfolgen von Traumatisierung. Bei diesen ist eine kompetente psychotherapeutische Behandlung unbedingt empfehlenswert. Dies ist zum Beispiel der Fall, wenn sich begleitend oder infolge der traumatischen Erfahrung zusätzlich oder anstelle posttraumatischer Symptome auch andere gesundheitliche Störungen entwickelt haben. Dies können Depressionen sein oder Angstkrankheiten, der Missbrauch von Alkohol und anderen Drogen und Medikamenten, aber auch Essstörungen oder verschiedene körperliche Symptome und Krankheiten. Komplexe Folgen entstehen vor allem bei (wiederholten) Gewalterfahrungen, vor allem in der Kindheit. Diese bewirken auch einschneidende Persönlichkeitsveränderungen, die sich zum Beispiel in negativen Überzeugungen über sich selbst, in Selbstablehnung und Selbsthass, äußern, und in einem tiefen Misstrauen anderen Menschen gegenüber. Tief verwurzelte Überzeugungen der eigenen Macht- und Hoffnungslosigkeit und die Ablehnung des eigenen Körpers, in dem man sich nicht zu Hause fühlt, sind häufig. Die gesamte Persönlichkeit, ihre Gefühle und Gedanken, die Gesundheit und das Alltags- und Beziehungsleben, sind dauerhaft durch das Trauma geprägt und «vergiftet».

3. Typische Beschwerden infolge Traumatisierung

Eine traumatische Erfahrung wirkt auf den gesamten Menschen ein, auf seinen Körper auf seine Gefühlswelt ebenso wie auf seine Gedanken und Überzeugungen von sich selbst, über die Beziehungen zu anderen Menschen und von der Welt, in der er lebt. Zentrale Auswirkungen traumatischer Erfahrungen werden im Folgenden näher beschrieben.

3.1 Körperliche Auswirkungen

Die Zusammenhänge zwischen Trauma und Körper sind sehr direkt und von komplexer Natur. Selbst wenn Sie in der traumatischen Situation nicht unmittelbar körperlich verletzt wurden, erfolgen trotzdem bestimmte kurzfristige oder auch andauernde körperliche Veränderungen. Während und kurz nach einem traumatischen Ereignis werden körperliche Symptome von Angst und Erregung ausgelöst. Ihre Muskeln sind angespannt, der Herzschlag ist beschleunigt, vielleicht zittern Sie oder haben Schweißausbrüche, Sie atmen schneller oder können kaum mehr atmen. Das sind autonome Reaktionen, die auch dann auftreten können, wenn Sie danach, auch viel später noch, in irgendwelche Situationen geraten, die Erinnerungen, Gefühle oder Wahrnehmungen wachrufen, die mit dem traumatischen Ereignis verbunden sind. Das Opfer eines Überfalls liest, Wochen danach, von einem anderen Raubüberfall in der Zeitung und fängt plötzlich an zu zittern, das Herz schlägt schneller, Atemnot und Angst treten auf «wie damals». Weil auch der Körper die traumatische Erinnerung speichert, kommt es vor, dass diese Erinnerung oder ein Teil davon (auch) körperlich wiedererlebt wird, zum Beispiel tritt bei einem Vergewaltigungsopfer ein starker Brechreiz auf oder jemandem, der ein Erdbeben erlebt hat, wird immer wieder schwindlig. Die traumatische Erinnerung kann sich auch in körperlichen Verspannungs- und Schmerzzuständen äußern. Es ist wichtig, das traumatische Geschehen seelisch verarbeiten zu können, weil sich die unverarbeitete Erfahrung möglicherweise auch in anhaltenden körperlichen Symptomen und Krankheiten ausdrückt. Das ist besonders dann der Fall, wenn die schrecklichen Ereignisse nicht in Worte gefasst werden können oder vielleicht noch nicht einmal bewusst erinnert werden. Besonders nach Kindheitstraumata, bei Kindern, die Opfer von Misshandlung und Missbrauch wurden, äußern sich ihre qualvollen Erfahrungen als Erwachsene häufig auch körperlich, zum Beispiel in Form anhaltender, chronischer körperlichen Beschwerden und Krankheiten. Charakteristisch sind hier Kopf- oder Bauchschmerzen, Verdauungsstörungen, Herz-Kreislauf-Erkrankungen, aber auch Störungen des Essverhaltens und sexuelle Symptome. Frau M. zum Beispiel leidet seit Jahrzehnten an einem Scheidenpilz, der sämtlichen medizinischen Maßnahmen trotzt, Frau W. hat chronisch Migräne und Frau S. ist extrem untergewichtig – alle Frauen waren Opfer von sexuellem Missbrauch in der Kindheit, bei denen im Verlauf einer psychotherapeutisch unterstützten Verarbeitung der traumatischen Vergangenheit auch die körperlichen Symptome deutlich nachließen oder ganz verschwanden.

3.2 Belastende Erinnerungen / Wiedererleben

Ein Anzeichen psychischer Traumatisierung sind immer wiederkehrende, sich aufdrängende Erinnerungen und Eindrücke der traumatischen Situation. So kann uns die Erinnerung an das Ereignis in Form von überwältigenden und beängstigenden gedanklichen oder bildlichen Erinnerungen immer wieder plötzlich und unkontrollierbar «überfallen». Solche wiederkehrenden Gedanken und Erinnerungsbilder sind eigentlich innere «Selbstheilungsversuche». Durch die Wiederholung kann allmählich ein Gewöhnungsprozess entstehen, der hilft, dass die Erinnerung mit der Zeit nachlassen und verblassen kann. Auch können wir in der wiederholten Erinnerung gedanklich Alternativen und andere Auswege finden, in denen wir fähig sind, wirksam zu handeln und eine derartige Bedrohungssituation zu einem anderen Ausgang führen können. Wie die anderen Reaktionen, sollten auch die belastenden Erinnerungen / das Wiedererleben allmählich Zeit an Häufigkeit und Intensität nachlassen. Häufig geschieht das intensive Erinnern oder Wiedererleben der traumatischen Situation im Zusammenhang mit bestimmten so genannten «Auslösern», das sind Wahrnehmungen, die in irgendeiner Form mit dem Trauma verbunden sind oder Sie daran erinnern. Bei einem Unfallopfer spulten sich zum Beispiel intensive Erinnerungsbilder und «das ganze Gedankenkarussell» wieder ab, als es Fremde an der Bushaltestelle über den Autounfall eines Kollegen sprechen hörte. Auch bestimmte Geräusche oder Gerüche oder auch «Jahrestage» können Auslöser für intensive gedankliche Erinnerungen und Erinnerungsbilder sein. Bildliche «Nachhallerinnerungen» treten, vor allem in der ersten Zeitspanne nach dem Ereignis, aber auch spontan auf – so sah Fr. F. «aus heiterem Himmel» plötzlich «immer wieder die Augen des Mannes, als er mich würgte» vor sich. Das bildliche Wiedererleben kann zum Teil derart intensiv sein, als sei die traumatische Situation oder bestimmte Ausschnitte davon, jetzt aktuelle Gegenwart und läge nicht in der Vergangenheit. Die Gefühle von Angst, Hilflosigkeit, Entsetzen und auch die körperlichen Reaktionen werden dann genauso ursprünglich wiedererlebt, wie sie in der damaligen Situation auftraten. Die Schreckenssituation kann auch in Form von wiederkehrenden bedrohlichen und beängstigenden Träume wieder erlebt werden. In ihnen spielt sich dann «der Film» oder einzelne Szenen des Ereignisses immer wieder noch einmal ab, wie es die Überlebende einer Flutkatastrophe schilderte: «in meinen Träumen kommt die Welle immer wieder». Es können aber «stellvertretend» auch andere Träume mit beängstigenden, entsetzlichen, bedrohlichen Inhalten auftreten.

3.3 Verdrängung und Vermeidung

Ein Mensch, der eine schreckliche Erfahrung gemacht hat, möchte das Erlittene möglichst schnell überwinden, indem er es möglichst schnell vergisst.

Häufig haben traumatisierte Menschen Angst, dass alles noch schlimmer werden könnte und sie es nicht ertragen können, wenn sie mit bestimmten Menschen, Orten oder Situationen in Berührung kommen, die Erinnerungen an das Trauma wachrufen könnten und auch die schmerzlichen Gefühle und die Hilflosigkeit, die damit verbunden sind. Sie wollen solche Konfrontationen auf jeden Fall vermeiden und versuchen so, jeder Erinnerung an das Trauma auszuweichen. Viele Menschen sind entschlossen, dass sie «nie mehr daran denken» und «möglichst schnell vergessen» wollen. Dies ist zunächst auch ein sinnvoller Schutzmechanismus, um sich wieder erholen und erst einmal wieder einen seelischen Boden und zu seinen inneren Kräften zu finden. Leider bewirkt diese Strategie aber häufig, dass sich die Erinnerungen und Bilder umso stärker bemerkbar machen. Stellen Sie sich vor, Sie dürften an alles denken, außer an einen grünen Tannenbaum. Alles, aber unter keinen Umständen an einen grünen Tannenbaum. An was denken Sie nun? Eben. Außerdem haben die Vermeidungshaltung und die Angst, die damit gekoppelt ist, längerfristig die Tendenz, sich auszuweiten und zu generalisieren. So meidet jemand, der ein Zugunglück erlebt hat, in der Folge vielleicht nicht nur Bahnhöfe und Züge. Die Angst und das Vermeidungsverhalten weiten sich auch auf Straßenbahnen aus, schließlich auf alle Verkehrsmittel, und spätestens dann ist das Alltagsleben ernsthaft beeinträchtigt. Einige Menschen, besonders Opfer von körperlicher und sexualisierter Gewalt, meiden infolge des Traumas auch emotionale und enge Beziehungen zu anderen Menschen, weil sie misstrauisch sind und Angst haben. So sind sie zwar «sicher», müssen aber den Preis der Einsamkeit zahlen. Auch wenn die Vermeidung also zunächst zu entlasten scheint – sie schränkt den Lebensraum, die eigenen Möglichkeiten und die Lebensqualität insgesamt (zunehmend) ein. Darum ist sie langfristig meist keine erfolgreiche Strategie, zumal ja auch die Angst im Untergrund der Seele bestehen bleibt und nicht bewältigt ist.

3.4 Belastende Gefühle

Eine traumatische Erfahrung wie ein Trauma ist natürlich auch von starken Gefühlen begleitet und gefolgt. So sind intensive Gefühlsaufwallungen und plötzliche emotionale Ausbrüche, die für die Betroffenen unverständlich und erschreckend sein können, auch in der Zeit danach häufig. Andrerseits können sich traumatisierte Menschen aber auch wie gefangen in einem dunklen, endlosen Gefühlstunnel von Niedergeschlagenheit und Hoffnungslosigkeit fühlen. Das sind natürliche Gefühle nach einem schrecklichen Ereignis. Es geht auch nicht darum, die normalen verständlichen Gefühle von Wut, Verzweiflung, Traurigkeit, Niedergeschlagenheit und Schmerz in sich zu unterdrücken und nicht zuzulassen. Im Gegenteil ist es wichtig, die Gedanken und Gefühle, die mit dem Trauma verbunden sind, wahrzunehmen und zu äußern. Problematisch wird es dann, wenn man andauernd und langfristig darin «stecken bleibt». Nach traumatischen Ereignissen werden häufig erlebt:

- Angst, Furcht, Panik
- Reizbarkeit und Aggression
- Scham- und Schuldgefühle
- Niedergeschlagenheit und Hoffnungslosigkeit

Angst, Furcht, Panik

Angst in ihren verschiedenen Facetten ist eine natürliche Reaktion auf Bedrohung und so auch eine häufig vorkommende Traumafolge. Dabei können Ausmaß und Art der Angstgefühle von einer eher diffusen Ängstlichkeit, über konkrete Ängste bis hin zu plötzlich auftauchenden Wellen von Panik variieren. Die Angst, dass sich ein (lebens-)bedrohliches Ereignis jederzeit wiederholen könnte, bleibt, bewusst oder unbewusst, lebendig. Es bedarf dann nur eines Auslösers, der irgendwie an das Geschehen erinnert, und plötzlich ist die Angst wieder genauso intensiv gegenwärtig, wie sie es in der traumatischen Situation war, und man empfindet sich als genauso hilflos und ausgeliefert, unfähig, zu handeln. «Vor dem Postamt sah ich von Ferne einen Mann, der ihm (dem Täter) in Größe und Gestalt ähnlich war. Ich blieb stehen wie gelähmt, war unfähig, mich zu bewegen und das Herz schlug mir bis zum Hals.» Solche Zustände sind kurz nach dem Ereignis häufig, sollten aber, wenn real keine Bedrohungssituation mehr besteht, wie alle posttraumatischen Reaktionen, allmählich an Intensität und Häufigkeit nachlassen.

Reizbarkeit und Aggression

Menschen sind oft sehr irritiert und schämen sich, wenn sie in der Zeit nach dem Ereignis Zustände von Reizbarkeit oder plötzliche Wutausbrüche an sich erleben, gegen die sie machtlos sind. Kleinigkeiten reichen aus und oft richten sich die emotionalen Ausbrüche ausgerechnet gegen «Unschuldige», nämlich die nächsten Bezugspersonen, gegen die man eigentlich absolut keine Feindseligkeit empfindet, und man schämt sich doppelt, sich nicht kontrollieren zu können. «Ich liebe meine Eltern und sie haben mir in dieser Zeit sehr geholfen. Aber derzeit reicht schon eine Lappalie und ich schreie sie plötzlich an, wegen nichts. So etwas kenne ich überhaupt nicht an mir und ich schäme mich, das Ganze nicht kontrollieren zu können.» Auch Zorn und Wut sind Reaktionen auf eine seelische Verletzung. Sie sind ein aktiver und «mächtiger» emotionaler Ausdruck, eine Form der Bewältigung, die vor weiteren Verletzungen schützen soll oder auch davor, Angst und Hilflosigkeit zu spüren. Es ist hier allerdings auch möglich, dass sich Zorn und Wut, z. B. in Form von starken Selbstvorwürfen, dem Gefühl von Selbstverachtung oder in selbstzerstörerischem Verhalten, gegen die eigene Person richten.

Scham- und Schuldgefühle

Immer wieder ist es auch der Fall, dass Opfer von Traumata die Schuld am Geschehenen auf sich nehmen, ohne dass objektiv irgendein Eigenverschulden vorliegt. Sie machen sich zum Beispiel Vorwürfe, überhaupt in die Situation gekommen zu sein («hätte ich ihm nicht widersprochen, hätte er mich nicht geschlagen»), sich nicht «besser» verhalten zu haben («ich hätte mich mehr wehren müssen»), anderen nicht mehr geholfen oder überhaupt ein schreckliches Ereignis überlebt zu haben, während andere sterben mussten. Besonders Kinder, die Opfer von körperlicher oder sexualisierter Gewalt (geworden) sind, meinen, sie seien selber Schuld daran, wenn sie verletzt werden. Bei ihnen sind Selbstvorwürfe und Selbstverachtung schließlich innerlich fest in die Persönlichkeit «einprogrammiert», was tiefe Auswirkungen auf die Lebensqualität und die Beziehungsgestaltung im Erwachsenenleben nach sich zieht. Schamgefühle sind ebenfalls häufig, die Opfer schämen sich zum Beispiel ihrer Hilfsbedürftigkeit, weil sie «Umstände machen» oder weil sie überhaupt ein Opfer geworden sind. Sie schämen sich möglicherweise auch, über ihre Erfahrung zu sprechen, weil das Trauma selbst scham- und ekelbesetzt ist oder weil sie Angst haben, dann nicht mehr gemocht und respektiert zu werden. So meinte das Opfer einer Vergewaltigung: «ich kann darüber nicht sprechen. Ich fühle mich schmutzig und möchte nicht, dass Sie von dem Dreck angesteckt werden. Sie würden mich verachten.» Es ist wichtig, solche Gefühle zu verstehen, aber auch, sie mit der Zeit realitätsgerecht relativieren zu können. Unbewältigt «vergiften» sie dauerhaft die Einstellung zu sich selbst und das Lebensgefühl insgesamt.

Niedergeschlagenheit und Hoffnungslosigkeit

Ein Trauma bedeutet einen tiefen Einschnitt in grundlegende Gefühle von Sicherheit und von Vertrauen der Welt, anderen Menschen und sich selbst gegenüber. Bisher gültige, elementare innere «Selbstverständlichkeiten» werden durch das Trauma erschüttert, vor allem die «selbstverständliche»

Gewissheit, in der wir uns alle bewegen, dass die Welt für uns ein grundsätzlich sicherer Ort sei. Es ist nach einem Trauma auch nicht mehr so selbstverständlich zu glauben, dass wir irgendwie doch immer Handlungsfähigkeit und Kontrolle über eine Situation haben, dass Beziehungen zu anderen Menschen grundsätzlich einmal sicher sind oder dass wir Vertrauen in unseren eigenen Körper haben können. Die traumatische Erfahrung löst das Bewusstsein von Ohnmacht und Hilflosigkeit aus und von Unsicherheit und Ungeborgenheit in der Welt. Vielleicht erleben wir auch das Gefühl der Entfremdung von anderen, fühlen uns «anders» oder nicht verstanden und ziehen uns sozial zurück, oder wir können gar nicht mehr an gute, vertrauensvolle Beziehungen glauben. Im Alltag sind wir nicht mehr zu Hause und die Zukunft scheint nichts Gutes mehr bringen zu können. Im «natürlichen», ungestörten Heilungsprozess, auch der Volksmund weiß es, heilt die Zeit allmählich die Wunden. So vernarben auch die seelischen Wunden mit der Zeit, das Interesse an der Gegenwart erwacht allmählich wieder, und das Leben geht, vor dem Hintergrund des Geschehenen, trotz allem doch wieder weiter. Es ist dabei keine geringe Aufgabe, in sein Lebenskonzept einbeziehen zu müssen, dass die Welt eben nicht selbstverständlich ein sicherer Ort ist, und es nicht nur im Kopf, sondern in jeder Zelle des Körpers zu wissen, dass jederzeit und plötzlich Schreckliches geschehen kann, dass Menschen anderen Menschen Unvorstellbares antun können – und doch einigermaßen hoffnungsvoll und lebensmutig weiterzumachen. Das gelingt nicht immer. Manchmal friert die Zeit fest, es entwickelt sich kein neuer Bezug zum Leben, das Interesse an der Gegenwart stellt sich nicht im geringsten wieder ein, es scheint nie wieder eine (lebenswerte) Zukunft geben zu können, das Leben ist und bleibt innerlich sinnlos und leer, auch das Gefühl von Entfremdung und der Nicht-Zugehörigkeit zu anderen Menschen hält an. Sollten solche Gedanken und Gefühle häufig und anhaltend sein, sich womöglich zunehmend ausbreiten, zögern Sie bitte nicht, die Hilfe einer Fachperson in Anspruch zu nehmen.

3.5 Negative Annahmen und Überzeugungen

Jeder Mensch hat Grundannahmen, Gedanken und Überzeugungen, über sich selbst, seine Mitmenschen und über die Welt, in der er lebt. Auch diese gedanklichen Selbstverständlichkeiten werden durch die traumatische Erschütterung auf belastende Weise beeinflusst oder sogar ganz geprägt. Kurz nach einem traumatischen Ereignis herrschen häufig negative Annahmen und Gedanken vor, z. B. dass «jederzeit wieder etwas passieren kann», dem man hilflos ausgesetzt ist. Noch Wochen und Monate nach ihrem schweren Verkehrsunfall, den sie wie durch ein Wunder unverletzt überlebte, bewegte sich Frau V. sehr unsicher, verängstigt und defensiv in der Öffentlichkeit und immer mit dem Gedanken, das nächste schreckliche Ereignis könne jederzeit eintreten. Andere Menschen sind der Überzeugung, versagt zu haben, überhaupt schwach und unfähig zu sein und manche denken, dass sie nach diesem Ereignis sicher nie wieder glücklich sein können. Im Allgemeinen relativieren sich solche Gedanken und Annahmen mit der Zeit aufgrund anderer, ausgleichender Lebenserfahrungen. Besonders aber in Fällen wiederholt oder andauernd erlebter Gewalt und Missachtung durch andere Menschen, vielleicht schon im Kindesalter, werden die Einstellungen, die man zu sich selbst hat, die zu anderen Menschen und die zum Leben insgesamt, langfristig negativ beeinflusst. Die traumatischen Erfahrungen prägen negative Überzeugungen, die die ganze Persönlichkeit und den weiteren Lebensweg beeinflussen. Solcherart traumatisierte Kinder werden zu Erwachsenen mit geringer Selbstachtung. Sie fühlen sich nicht liebenswert, sondern wertlos. Sie trauen sich nicht (zu), eigenständig zu handeln und glauben auch nicht, etwas bewirken zu können. Sie haben wenig Selbstvertrauen, sie sind im Gegenteil voll von Selbstvorwürfen, Schuldgefühlen und Selbstablehnung. Häufig nehmen sie an, dass es keine sicheren und respektvollen Beziehungen für sie geben kann, weil sie es nicht wert sind oder dazu nicht berechtigt. Nähe zu anderen Menschen ist für sie nicht entspannend und wohltuend, sondern bedrohlich und potenziell gefährlich. Man könnte dann wieder gedemütigt, entwertet, verletzt werden und sei dem wieder hilflos ausgeliefert. Auch die Welt insgesamt scheint keinen Schutz zu bieten. Sie ist unzuverlässig und unberechenbar und man bewegt sich in ihr wie eine Schildkröte ohne Panzer im Dschungel. «Ich glaube nicht, dass das Leben mir noch etwas Gutes bringt», «ich kann sowieso nichts ändern» oder «ich werde nie mehr fähig sein, jemandem zu vertrauen» – das sind Beispiele bewusster oder unbewusster schmerzlicher Überzeugungen traumatisierter Menschen. Solche Annahmen können sehr zäh und hartnäckig, weil tief verwurzelt, sein. Entsprechend braucht es Zeit, bewusste Bemühungen und vor allem die Möglichkeit, andere Gedanken und Überzeugungen in Erinnerung zu rufen oder überhaupt entwickeln zu können, die ein Gegengewicht dazu bilden. Hier kann die Unterstützung durch eine Fachperson sinnvoll sein.

Spezielle Ereignisse

4. Schicksalsschläge

Im zweiten Teil werden nun spezielle traumatische Situationen angesprochen und zwar solche, von denen viele Menschen in ihrem Leben betroffen sind. Ergänzend zu den allgemeinen Hinweisen und Übungen im dritten Teil des Buches finden Sie hier je der speziellen Situation angepassten Tipps zur Selbsthilfe. Das Kapitel behandelt zunächst traumatische Ereignisse im Sinne von Schicksalsschlägen, denen, anders als bei Gewaltdelikten, keine böse menschliche Absicht zugrunde liegt, die nicht absichtsvoll durch Menschen verursacht wurden. Beispiele hierfür sind Unfälle, schwere Erkrankungen, (plötzliche) Todesfälle in der nahen Umgebung oder auch vergleichsweise selten vorkommende Großereignisse wie Natur- und technische Katastrophen. Thematisiert wird dann die körperliche und sexualisierte Gewalt in Beziehungen, Gewalt, die den Opfern (wiederholt / andauernd) durch (nahe stehende) Menschen zugefügt wird. Auch von dieser Form von Gewalt sind leider erschreckend viele Menschen, insbesondere Frauen und Kinder, als Opfer betroffen. Bitte lesen Sie nur die Abschnitte, die Sie im Moment persönlich betreffen. Es ist für eine Traumabewältigung nicht förderlich, sich noch zusätzlich mit anderen schrecklichen Ereignissen und dem Leid anderer Menschen zu belasten.

4.1 Verkehrsunfälle

Im deutschsprachigen Europa wird ca. jeder dritte im Laufe seines Lebens ein Unfallopfer im Straßenverkehr. Verkehrsunfälle sind also eine sehr häufig vorkommende potenziell traumatisierenden Situation, aber das Ausmaß der kurz- und langfristigen psychischen Folgen und Schäden wird hier oft unterschätzt. Häufig treten die psychischen Belastungsreaktionen auch verspätet auf, viele Opfer fühlen sich zunächst «seltsam unbeeindruckt» und auch körperliche Schmerzen mögen nicht sofort spürbar sein. Häufig schildern Betroffene, dass sie erst Stunden oder sogar Tage nach dem Unfall, vielleicht, als sie zum ersten Mal wieder allein waren, eine ähnliche Strecke fuhren oder in der Zeitung von einem Verkehrsunfall lasen, von heftigen Reaktionen «überfallen» wurden, und sich erst seitdem die Bilder vom

Unfall und lebhafte Erinnerungen daran immer wieder aufdrängen. Sie berichten von Angstgefühlen und Panikattacken, vor allem auf der Strasse, egal ob sie zu Fuß unterwegs sind oder im Auto. Es treten Schlafstörungen auf, man kann sich auf nichts mehr gut konzentrieren, eine ständige innere Anspannung bleibt bestehen. Der Glaube an die Sicherheit der Umwelt und der Technik ist erschüttert, der Straßenverkehr wird als bedrohlich erlebt. Ängste und Befürchtungen, erneut einen Unfall zu erleiden, bleiben, bewusst oder unbewusst, bestehen und ein entsprechendes Vermeidungsverhalten entsteht, das bis zur völligen Vermeidung von Mobilität führen kann. Die Statistiken variieren, aber eine große Anzahl an Verkehrsopfern erkrankt nach einem Unfall auch (dauerhaft) an einer Posttraumatischen Belastungsstörung oder einzelnen Symptomen davon. Auch Depressionen, oft im Zusammenhang mit gesundheitlichen oder finanziellen Folgeproblemen, sind eine mögliche Konsequenz. Vor allem bei Schleudertraumata kommen vielleicht (chronische) körperliche Schmerzen im Kopf, Nacken- und Kreuzbereich dazu, ohne dass Röntgenbilder oder Laborwerte diese erklären könnten. Der psychische Zustand und die Einstellung zum Geschehen beeinflussen den körperlich-medizinischen Zustand. Am hilfreichsten für den Gesamtheilungsprozess ist es, wenn der Unfall vom Betroffenen als unvermeidbar, als nicht schuldhaft verursacht, und als abgeschlossen erlebt wird. Letzteres ist häufig nicht der Fall und ein Kapitel für sich, rechtliche und Versicherungsangelegenheiten ziehen sich häufig zeitlich lange und psychisch belastend hin. Aber auch die Schwere des Unfalls selbst, das Ausmaß der körperlichen Verletzung und die entstandenen Lebensfolgen, zum Beispiel gesundheitlicher oder finanzieller Art, sind zentral für die Bewältigung und Verarbeitung des Ereignisses.

Tipps zur Selbsthilfe

- Ein Verkehrsunfall bedeutet einen ein großen Einbruch ins körperliche und seelische Sicherheitserleben. Nehmen Sie Ihre körperlichen und psychischen Beschwerden ernst, auch wenn sie nicht körperlich verletzt wurden.
- Häufig ist ein Unfall mit Orientierungslosigkeit und einem Informationschaos verbunden. Es mag wichtig sein, sich genaue Informationen über das Unfallgeschehen und den Ablauf anzueignen. Es ist auch wichtig, die eigenen Reaktionen zu verstehen, sie nicht zu bagatellisieren («ich sollte doch einfach froh sein, überlebt zu haben»), sich nicht zu schämen. Sprechen Sie mit anderen, die Unfälle erlebt haben, über Ihre Gefühle, Gedanken, Reaktionen; Sie werden viel Vertrautes hören.
- Sorgen Sie für seelische und körperliche Entspannung. Tipps dazu finden Sie hinten im Buch. Wählen Sie bei Schmerzen sanfte Körpertherapien und Heilungsmethoden.

- Vermeiden Sie, dass Ängste und Vermeidungsverhalten sich einschleifen, denn das hat möglicherweise gravierende Folgen im Alltag. Näheres dazu in Kapitel 7.3.

Für Angehörige und Freunde

- Sie können Unfall-Opfern konkrete Hilfe anbieten, zum Beispiel, gemeinsam Dinge aus dem Autowrack herauszuholen oder ihn zum Gespräch mit der Versicherung zu begleiten. Auch wenn der Betroffene es vielleicht unterschätzt, das sind Situationen, in denen möglicherweise unerwartet starke Gefühle aufsteigen.
- Sie können anbieten, Ihren Angehörigen / Freund beim Kauf oder der Miete eines neuen Wagens zu begleiten, da er möglicherweise für Verkaufsverhandlungen keine Lust hat.
- Sie können vorläufig Fahrdienste für ihn übernehmen, zum Beispiel Besorgungen machen oder Kinder abholen.
- Sie können Ihre Begleitung anbieten, wenn er das erste Mal / die ersten Male wieder am Steuer sitzt.
- Vermeiden Sie im Gespräch, jemanden, der in einen Unfall verwickelt war, als Erstes zu fragen «Bist du gefahren?» Dies impliziert stillschweigend eine andere Frage, nämlich: «War es deine Schuld?» Und wie reagieren Sie, wenn der Betreffende mit «ja» antwortet?

Schleudertrauma

Beim Schleudertrauma handelt es sich meist um Auffahrunfälle an Kreuzungen oder Ampeln. Weil häufig keine gravierenden äußeren und inneren körperlichen Verletzungen im Spiel sind, erscheint den Betroffenen der Unfall vielleicht auch zunächst als banal und so unterziehen sie sich auch nicht sofort einer medizinisch-neurologischen Untersuchung. Technisch gesehen liegt beim Schleudertrauma eine biomechanische Belastung der Halswirbelsäule vor. Der Kopf wird beim Unfall abrupt nach vorne und hinten geschleudert, so dass sich eine Überdehnung / Zerrung bzw. Zusammenpressung / Stauchung der Halswirbelsäule im jähen Wechsel ereignet. Die Beschwerden, meist Kopf- und Nackenschmerzen, können dabei auch später, erst nach einigen Stunden, einsetzen. Einige Menschen erholen sich nach Tagen bis wenigen Wochen davon und ein großer Teil der Verletzten hat sich nach ca. einem halben Jahr nach dem Unfall vollständig erholt. Bei anderen ist dies nicht der Fall. Die Beschwerden dauern Monate oder Jahre an und entwickeln sich zu einem chronischen Schmerzsyndrom, aber auch psychische Symptome eines Traumas treten häufig innerhalb weniger Stunden oder Tage nach dem Unfall auf und zwar im Durchschnitt bei mehr als der Hälfte der Betroffenen, die Zahlen schwanken zwischen 35 bis 92 %. Der Genesungsverlauf ist dabei neben der Schwere der traumatischen Situation auch abhängig von dem Ausmaß der damit in Zusammenhang stehenden kurz- und langfristigen Folgen und Lebensveränderungen. Auch unabhängig von der Schwere des Traumas / Unfalls selbst kann es zu schweren körperlichen und seelischen Folgeerscheinungen kommen.

Frau V. erlitt einen schweren Auffahrunfall, in dessen Folge sich ihr Auto mehrfach überschlug und den sie nur wie durch ein Wunder körperlich unverletzt überlebte. Frau T. hatte einen vergleichsweise leichten Auffahrunfall bei geringer Geschwindigkeit. Die körperlichen Schmerzen zwangen sie jedoch in der Folge, ihr Geschäft aufzugeben, in dem sie mit viel Freude selbständig tätig war. Beide Frauen hatten die gleichen körperlichen Folgeerscheinungen wie Kopf-, Nacken- und Schulterschmerzen und beide entwickelten starke posttraumatische Symptome, hatten Angst- und Panikattacken, vor allem im Straßenverkehr und litten an sich immer wieder aufdrängenden Bildern vom Unfall und Erinnerungen an das Geschehene. Bei Frau T. kam darüber hinaus aber noch eine anhaltende schwere Depression mit Interesseverlust am Leben insgesamt und dem Gefühl einer tiefen Hoffnungslosigkeit hinzu. Auch ihre körperlichen Schmerzen blieben anhaltend, verschlimmerten sich eher noch, während die körperliche und psychische Verfassung von Frau V., die objektiv den schwereren Unfall hatte, sich zwar langsam, aber stetig besserte.

Ein Problem ist, dass die Ursachen der körperlichen Beschwerden nach Schleudertraumata bis heute noch immer ungeklärt sind, man weiß nicht eigentlich um die Effekte und Konsequenzen für den Körper, zwar gibt es Theorien, aber keine objektiven Verletzungsnachweise, z. B. im Röntgenbild. Also gibt es kaum gesicherte Erkenntnisse, aber dafür viele emotional geführte Diskussionen. Schwierigkeiten mit Versicherungen, besonders, wenn es um Schadenersatzforderungen oder Rentenansprüche geht, sowie auch mit Ärzten, von denen man sich nicht ernst genommen fühlt, sind häufig und stellen eine große Zusatzbelastung dar. Die Beurteilungen reichen von «Simulant» bis hin zu «schwer behindert», die Betroffenen fühlen sich unverstanden und hilflos. Das Unfallgeschehen kann so nicht abgeschlossen werden, (jahre-)lang andauernde gerichtliche und versicherungstechnische Auseinandersetzungen verunsichern, zermürben und beeinträchtigen den körperlichen und seelischen Heilungsprozess.

Tipps zur Selbsthilfe

- *Informieren* Sie sich über Schleudertraumata im Internet oder bei spezialisierten Institutionen. Sie sind mit Ihren Beschwerden und Schwierigkeiten kein Einzelfall.
- Nehmen Sie *Kontakt zu* anderen Betroffenen und *Gruppen* oder Vereinigungen auf, die Rückenstärkung und praktische Hilfe vermitteln.

- Erkundigen Sie sich ggf. nach einem spezialisierten *Rechtsanwalt*, der Erfahrung mit solchen Fällen hat und sich im Sozialversicherungsrecht auskennt. Vor allem sollte er völlig unabhängig von Versicherungen arbeiten.
- Bestehen Sie im *ärztlichen Kontakt* darauf, dass Ihre Beschwerden ernst genommen werden. Erkundigen Sie sich, ob der Arzt Erfahrungen mit der Behandlung von Schleudertraumata hat. Wechseln Sie gegebenenfalls den Arzt.

4.2 Schwere Krankheit

Eines gewöhnlichen Tages wird man gänzlich unvorbereitet und plötzlich getroffen von einer schweren, eventuell lebensbedrohlichen, körperlichen Erkrankung wie einem Herzinfarkt oder einem Schlaganfall, man wird mit einer schlimmen medizinischen Diagnose wie einer Krebserkrankung konfrontiert oder auch mit der Notwendigkeit einer schweren Operation. Das Unheimliche ist hier, dass der bedrohliche Einfluss nicht aus der Umwelt kommt, sondern aus dem Innern des eigenen Körpers. Keinerlei Chance, zu entfliehen. Die Schutzillusion von Unverletzlichkeit ist radikal zerstört, das Bewusstsein und die Befürchtung, das Leben könne bald und plötzlich enden, werden äußerst real. Zusätzlich zu den körperlichen Auswirkungen gibt es auch solche auf das psychische und soziale Leben; der gesamte Lebensentwurf ist plötzlich nicht mehr gültig oder zerstört, das Leben muss umgestaltet und der Krankheit angepasst werden, oft ist eine einschneidende Veränderung der Lebensweise oder des Lebensrhythmus nötig. Vielleicht ziehen sich Menschen von einem zurück, vielleicht schämt man sich und tut es selbst. Das alles sind zusätzliche Belastungen. Was den Umgang mit der Diagnose und der Krankheit betrifft, durchleben die Betroffenen im allgemeinen verschiedene Zustände und Phasen. Vor allem anfänglich herrschen Betäubung, Schock und Ungläubigkeit vor, weil die Tatsache zu überwältigend ist. Man kann und will die Krankheit nicht wahrhaben, sie wird verleugnet («es kann nicht sein», «die Diagnose ist falsch», «die Proben wurden vertauscht»). Phasen der Wut, des Protestes, der Aggression, die sich eventuell auch stellvertretend gegen Angehörige und Pflegepersonen richten können, werden vielleicht abgelöst von Apathie und Gefühlen tiefer Sinnlosigkeit und Verzweiflung. Man verhandelt mit dem Schicksal oder Gott, macht Versprechungen und schließlich, aber nicht selbstverständlich, gelingt es, zu akzeptieren, was ist, und man lernt, die Krankheit anzunehmen und mit ihr, den veränderten Lebensumständen und letztlich auch mit der Möglichkeit des eigenen Todes zu leben. Wie gesagt, zu einer solchen Akzeptanz gelangen zu können ist nicht selbstverständlich; schwere Erkrankungen sind ein Faktor psychischer Traumatisierung und können zu ausgeprägten psychotraumatischen Symptomen führen. Ca. 10 bis 20 % der Betroffenen sind dauerhaft traumatisiert und entwickeln eine (chronische) Posttraumatische Belastungsstörung, aber häufig entstehen auch Angsterkrankungen oder depressive Störungen, wobei der Krankheitsverlauf und die Langzeitfolgen der Krankheit selbst eine Rolle spielen. Psychische Störungen und Depressionen wirken sich ihrerseits wieder negativ auf den körperlichen Krankheitsverlauf aus. So kann ein perfider Teufelskreis von körperlichen Beschwerden und psychischer Belastung entstehen.

Tipps zur Selbsthilfe (individuelle Bewältigungsstrategien)
- *Informationssuche:*
  Informieren Sie sich so viel, wie (momentan) erwünscht und verdaubar über Ihre Krankheit, Heilungsaussichten und medizinische Maßnahmen. Es ist individuell verschieden, welches Ausmaß an Informiertheit zu welchem Zeitpunkt hilfreich und nützlich ist. Untersuchungen an Brustkrebspatientinnen erwiesen, dass eine als zufrieden stellend erlebte Aufklärung zu einer günstigeren psychischen Entwicklung im Heilungsverlauf führte. Die Patientinnen waren weniger depressiv und ihr Selbstwertgefühl und die Lebenszufriedenheit waren stärker ausgeprägt. Andere Untersuchungen zeigten, dass je besser die Information und eine medizinische und psychologische Vorbereitung auf eine schwere Operation ist, desto besser, unabhängig von den medizinischen Voraussetzungen, auch der Heilungsprozess verläuft. Zu viele Informationen können aber andrerseits auch verunsichern und lähmen. Auch hier ist die jeweils richtige «Dosis» wichtig.
- *Verleugnung, Vermeidung, Ablenkung:*
  Krankheitsbezogene Belastungen körperlicher und psychischer Art werden ausgeblendet und das normale Leben in Alltag, Familie und Freizeit weitergeführt, «wie wenn nichts wäre». Schmerzen, Unbehagen und Krankheitsanzeichen werden ignoriert, was bei schweren Erkrankungen aber natürlich nur in selteneren Fällen körperlich und/oder psychisch über einen längeren Zeitraum hinweg möglich ist.
- *Aktivität:*
  Hier wird die Krankheit als Herausforderung begriffen, passives Ausgeliefert-Sein wird in aktives Handeln umgewandelt. Man will gezielt und aktiv an der Behandlung mitarbeiten und informiert sich gründlich über die Erkrankung und mögliche oder geplante medizinische Maßnahmen. Man übernimmt eigene Verantwortung, ändert zum Beispiel seinen Lebensstil oder kümmert sich um den zusätzlichen Einbezug alternativer Heilmethoden.
- *Suche nach Sinn:*
  Eine intensive gedankliche Auseinandersetzung mit der Krankheit und der veränderten Lebenssituation findet statt, und es wird ein Sinn oder

eine «Botschaft» in der Erkrankung gesucht. Im schlimmeren Fall führt das in Depression und Resignation, vor allem dann, wenn die Krankheit irgendwie mit Schuld und Strafe assoziiert wird. Im günstigeren Fall ist die Krise ein Zeichen, im Leben etwas zu verändern, Aufforderung zu einer Neuorientierung, eine Chance. In diesem Fall ist «die Suche nach Sinn» eine große Bewältigungshilfe.

So war es bei einem erfolgreichen, überaktiven Manager, der im Alter von 38 Jahren einen Herzinfarkt erlitt. Er war dadurch lange Zeit zu Ruhe und Passivität gezwungen. Er dachte über sein Leben nach und sah allmählich seine extreme Passivität und Hilflosigkeit als notwendigen und korrigierenden Ausgleich zur vorigen ebenso extremen Aktivität und dem «Machertum». Er akzeptierte dies als «Naturgesetz» und begriff die Krise auch als Chance, neue Werte, Prioritäten und Orientierungen im Leben entwickeln zu können. Dies erleichterte ihm, den Schrecken zu verarbeiten, die Krankheit anzunehmen und sie in sein Leben zu integrieren.

Solche Sinngebungen können aber nicht erzwungen werden und sind eine sehr subjektive und persönliche Angelegenheit.

- *Soziale Unterstützung:*
In fragilen Lebenssituationen ist ein tragfähiges, emotional und praktisch stützendes Umfeld wichtig, die Möglichkeit, sich aussprechen zu können, sich Rat zu holen, praktische Hilfe im Alltag oder emotionalen Beistand zu bekommen. Das kann die Familie sein und Freunde, aber auch Selbsthilfegruppen und professionelle Helfer können hilfreich sein, gerade, weil sie nicht so in die Situation «verwickelt» und so «nahe dran» sind.

Für Angehörige und Freunde

- Zeigen Sie keine Scheu, über die Krankheit zu sprechen. Das Thema zum Tabu zu machen, erhöht Gefühle der Angst und der Isolation.
- Sprechen Sie aber auch über Themen, die nichts mit der Krankheit zu tun haben.
- Ermutigen Sie den Kranken, für seine Gesundheit, nicht unbedingt gegen die Krankheit, zu kämpfen.
- Keine Floskeln und falschen Beschwichtigungen wie zum Beispiel «das kommt schon wieder in Ordnung».
- Machen Sie spezifische Hilfsangebote (z. B. putzen oder Kinder hüten), die hilfreicher sind als unbestimmte Angebote («ruf mich an, wenn du etwas brauchst.»)
- Sie können ihn auch auf Selbsthilfegruppen oder spezialisierte Institutionen aufmerksam machen, die wertvolle Ansprechpartner sein können.

4.3 Unerwarteter Todesfall

Wenn jemand in unserer Umgebung plötzlich und unerwartet stirbt, vielleicht sogar ein naher Angehöriger, ein geliebter Mensch, sind wir meist zunächst einmal fassungslos und ungläubig. Wir empfinden «das kann nicht sein», «das ist unmöglich». Wenn dann die Realität dieses Verlustes in uns eindringt, brechen möglicherweise ganz verschiedene Emotionen auf, die heftig, chaotisch und auch widersprüchlich sein können. Die Verzweiflung äußert sich laut oder stumm, vielleicht fühlen wir uns wie innerlich erstarrt oder «taub», vielleicht verspüren wir Zorn auf Gott, das Schicksal, eventuell auch auf den Verstorbenen selbst, der uns verlassen hat. Vielleicht haben wir auch Schuldgefühle und machen uns selber Vorwürfe über etwas, das wir getan haben, nicht getan haben oder anders getan hätten, wenn wir nur gewusst hätten … Schlafstörungen und eine innere Unruhe sind häufig. Der Schmerz ist allgegenwärtig, Erinnerungen, Gedanken, Gespräche kreisen nur um den Verstorbenen und das gemeinsame Leben. Irgendwann klingt dann mit der Zeit der akute Schmerz ab und wir nehmen die Tatsache des Verlustes hin und finden uns damit ab. Wir finden die Kraft, mit dem gemeinsamen Leben abzuschließen und uns vor dem Hintergrund des Verlustes neu zu orientieren, wieder an das Leben, an unsere Umwelt und den Alltag anzuknüpfen. Die Art und Weise, die Intensität, die Dauer und der Verlauf dieses Prozesses sind aber individuell sehr verschieden und die Zeit heilt nicht immer «alle Wunden». Dabei spielen wieder objektive und persönliche Umstände eine Rolle. War es ein plötzlicher oder lange vorhersehbarer Tod? Ist ein alter Mensch gestorben oder war es ein Kind? Auch die Art der Beziehung zum Verstorbenen ist bedeutsam, vor allem, wenn sie eng und / oder konfliktreich war wird der Abschied schwieriger. Auch die aktuellen Lebensumstände der Zurückgebliebenen und das Ausmaß, in dem sie seelische und praktische Unterstützung durch andere Menschen erfahren, wirken sich auf den individuellen Verlauf des Trauerprozesses aus. Trauer lässt sich nicht zeitlich begrenzen, obwohl der Volksmund sagt, man müsse einmal «alle vier Jahreszeiten» ohne den Verstorbenen erlebt haben. Der Schmerz der Trauer (über)flutet die Hinterbliebenen und dann ebbt er wieder ab wie Wellen, die mit der Zeit ruhiger werden, aber zu bestimmten Zeiten plötzlich auch wieder heftig und überwältigend sein können. Es ist also nicht leicht zu sagen, welche Trauerreaktionen in welcher Intensität wie lange (kulturell) «normal» sind und ab welchem Punkt die Trauer beginnt, problematisch und lebenshemmend zu werden und vielleicht sogar leise und unbemerkt übergeht in eine Depression oder andere psychische Störungen und Krankheiten. Ein Hinweis darauf, dass der Trauerprozess blockiert oder stecken geblieben ist, ist es sicher, wenn man ungewöhnlich lange nicht aus der überwältigenden Form der Trauer herausfindet und chronisch vom Schmerz überwältigt bleibt. Im natürlichen, ungestört ablaufenden Prozess nach Verlusterfahrungen wird es nämlich mit der Zeit möglich, die Realität des Verlustes allmählich zu akzeptieren und sie zu bewältigen. In der problematischen, blockierten Form der Trauer aber kann man sich der Tatsache des Verlustes nicht wirklich stellen, sie wird nicht anerkannt, kann nicht bewältigt werden, die innere Trennung vom Menschen selbst und vom Leben, wie es war, wird nicht vollzogen. Vielleicht treten depressive Symptome auf und Gefühle der Leere, der Sinn- und Hoffnungslosigkeit dominieren, vielleicht plagen andauernde Schuldgefühle, vielleicht treten auch körperliche Symptome und Krankheiten auf. Bitte scheuen Sie sich in diesem Fall nicht, psychotherapeutische Hilfe in Anspruch zu nehmen. Folgende Hinweise mögen im Trauerprozess hilfreich sein:

Trauerbewältigung

- Zunächst einmal ist für viele Menschen *informative Klarheit* wichtig und sie haben das Bedürfnis nach lückenloser Aufklärung über die Todesumstände. Ungewissheiten belasten.
- *Sich verabschieden können* ist bedeutsam, real und/oder als Ritual. Konkrete Handlungen und *Abschiedsrituale* geben Halt und helfen, die Realität des Verlustes wahrzunehmen und zu akzeptieren. Vor allem auf dem Land ist es so auch heute noch üblich, den Verstorbenen vor dem Begräbnis aufzubahren, so dass die Angehörigen und Freunde auch eine sinnlich-körperliche Gewissheit seines Todes erlangen. Bei Unglücksfällen kann es sinnvoll sein, den Ort des Unfalls / Unglücks aufzusuchen. Handelt es sich um einen Vermissten, wird anstelle eines Begräbnisses ein Trauergottesdienst oder eine Abdankungsfeier abgehalten.
- Es wird häufig als tröstlich und hilfreich erlebt, einen speziellen *Ort* zu haben, um sich zu besinnen und des Toten zu gedenken, das Grab oder seine Lieblingsstätte, manchmal wird auch ein spezieller Ort geschaffen, z. B., indem man einen Baum in Erinnerung an den Verstorbenen pflanzt oder eine Gedenkstätte einrichtet.
- Viele Menschen gedenken zu bestimmten *Zeiten*, z. B. an Jahrestagen, des Verstorbenen in Form einer Zeremonie oder eines festlichen Essens. Im gemeinsamen Zusammensein mit anderen Angehörigen und Freunden wird des Verstorbenen gedacht, es werden Erinnerungen ausgetauscht und sein Leben wird gewürdigt und gefeiert.
- Die Zurückgebliebenen sollten, auch über einen längeren Zeitraum hinweg, die Möglichkeit haben, über den Verstorbenen zu sprechen und ihren Schmerz und andere *Gefühle zum Ausdruck bringen* können. Wenn sich für die anderen die Welt schon längst weiterdreht, muss das für die Nächsten noch nicht so sein.
- Wenn der Tod so unerwartet kam, dass Sie sich nicht mehr vom Verstorbenen verabschieden konnten: was hätten Sie ihm gerne noch gesagt? Sprechen Sie darüber zu jemandem oder schreiben Sie einen *Brief* in Andenken an ihn; wer war er für Sie, was hat er Ihnen bedeutet?

- Wenn Sie in die Lage kommen, einen Beileidsbrief an nahe Angehörige zu schreiben oder mündlich zu kondolieren, dann seien Sie einfach echt und lassen Ihr Herz sprechen. Keine Floskeln! Sie können den Angehörigen z. B. mitteilen, was der Verstorbene Ihnen bedeutete, ein spezielles Erlebnis mit ihm schildern oder auch, was Sie von ihm gelernt haben.

Suizid

Besonders schrecklich und schmerzlich wirken auf Nahestehende der Suizid eines Nahestehenden und der Tod eines Kindes, beide rufen auch besonders schwere Trauerreaktionen der Angehörigen hervor. Zusätzlich zu dem schrecklichen Verlust leiden hier die Angehörigen / die Eltern auch häufig an starken und belastenden Versagens- und Schuldgefühlen. Beim Suizid kommt eventuell noch die Angst hinzu, stigmatisiert zu sein und vom sozialen Umfeld negativ bewertet zu werden. Die Angehörigen schämen sich und ziehen sich zurück, so dass ihnen auch die in Trauerzeiten so wichtige und heilsame soziale Unterstützung nicht zugänglich ist. Gehen Sie auf Angehörige von Suizidopfern zu – diese brauchen besonders Entlastung, emotionale Unterstützung, das Gefühl, nicht beschämt sein zu müssen und nicht verurteilt zu werden. Sollten Sie in Ihrer Umgebung einen Menschen haben, der eventuell suizidgefährdet ist, sind folgende Hinweise vielleicht nützlich:

Umgang mit suizidgefährdeten Menschen

- Suizidäußerungen sind ein Ausdruck von Verzweiflung und dem Gefühl von Hoffnungslosigkeit. Sie sind oft eher ein Hilferuf als ein Todeswunsch.
- Nehmen Sie entsprechende Andeutungen oder sogar Ankündigungen immer ernst.
- Versuchen Sie, einen Kontakt und Vertrauen herzustellen.
- Versetzen Sie sich in die innere Situation Ihres Gesprächspartners hinein und hören Sie ihm zu, ohne zu werten.
- Fragen und erkunden Sie, wie weit die Absichten schon gediehen sind; handelt es sich um gelegentliche unbestimmte Gedanken und Erwägungen, besteht ein Abwägen, ein Schwanken zwischen ja und nein, oder bereits ein konkreter Entschluss und genaue Vorstellungen, vielleicht schon Vorbereitungen? Das bedeutet Höchstrisiko und «Alarmstufe rot».
- Allgemein besteht ein besonders hohes Suizidrisiko bei Depressionen, Substanzabhängigkeiten aller Art (Alkohol, Medikamente, Drogen), bei Vereinsamung und wenn es schon frühere Suizidversuche gab.
- Vermitteln Sie Ihren Eindruck einem Arzt, Psychiater oder Psychotherapeuten und nehmen Sie professionelle Hilfe in Anspruch, vor allem dann, wenn kein emotionaler Kontakt zum Betreffenden mehr möglich ist und Sie ihn innerlich nicht mehr erreichen können. Tun Sie das aber auch, wenn er noch gesprächsbereit ist und Ihnen von seinen Gedanken oder

Absichten erzählt. Solange er sich noch mitteilt, möchte er auch noch etwas. Das berechtigt Sie zum Handeln.

- Äußern Sie im Gespräch auf keinen Fall (verdeckte) Vorwürfe und Kritik («Du hast es doch gut, bist gesund», «überlege doch einmal, was das für XY bedeuten würde»). Sie erzeugen damit Schuldgefühle bzw. drängen den Betreffenden in die Defensive.
- Auch Ratschläge und Belehrungen («Du musst nur …, dann legt sich das schon wieder») sind erfahrungsgemäss nicht hilfreich.
- Vermeiden Sie auch Aussagen wie «das Leben hat dir noch so viel zu bieten». Suizidgefährdete Menschen und solche, die gerade einen Suizidversuch überlebt haben, glauben in der Regel momentan nicht an eine Zukunft und diese Worte haben keine Bedeutung für sie.
- Überhaupt sollten jegliche Beurteilungen und Kommentare vermieden werden, wichtig ist, sich in den Zustand einer absoluten Hoffnungslosigkeit einzufühlen und aktiv zu handeln.

Der Tod eines Kindes

Eltern rechnen nicht damit, ihre Kinder zu überleben. Schon Fernstehende reagieren besonders schockiert auf den Tod eines Kindes, aber vor allem für die Eltern ist es der schrecklichste Verlust. Es ist auch der unvorstellbarste, der tiefste und der «unnatürlichste», der massive und lebensbegleitende (Aus)Wirkungen zeitigt. Die Eltern müssen sich der schrecklichen Tatsache des Verlustes ihres Kindes stellen und sie bewältigen. Gleichzeitig verlieren sie mit ihrem Kind auch einen wesentlichen Teil ihrer Identität und ihres Lebensentwurfes, ihrer Hoffnungen, Erwartungen und Lebenspläne. Häufig fühlen sie sich verantwortlich und sehen eigene Versäumnisse als Ursache. Sie machen sich Vorwürfe und haben große Schuldgefühle. Der Tod des eigenen Kindes ist eine der am stärksten traumatisierenden Erfahrungen und löst häufig traumatische Störungen aus. Längerfristig sind auch Depressionen, Formen chronifizierter Trauer und Angststörungen häufig.

Umgang mit betroffenen Angehörigen

- Eltern brauchen zunächst genaue und vollständige, wenn vielleicht auch nicht übertrieben detaillierte, *Informationen* über die Todesumstände und die weiteren Maßnahmen. Jede Ungewissheit quält und belastet zusätzlich.
- Sie müssen, auch z. B. im Krankenhaus, in Würde und Ruhe von ihrem Kind *Abschied nehmen* können.
- Sie brauchen besonders auch *soziale Unterstützung* durch Verwandte, Freunde, Nachbarn. Neben dem seelischen Beistand ist auch konkrete Hilfe (andere informieren, das Begräbnis organisieren, die anderen Kinder betreuen) entlastend.

- Eltern, die ein Kind verloren haben, brauchen Gesprächspartner, die sie weder verurteilen noch versuchen, ihnen ihre *Gefühle*, Ängste, vielleicht Selbstvorwürfe, auszureden, sondern sie *zulassen*.
- Es kann sinnvoll sein, Kontakte zu *Selbsthilfegruppen* bzw. zu anderen Eltern, die Gleiches erleben mussten, herzustellen bzw. zu vermitteln.
- Auch *professionelle* psychologische oder seelsorgerische *Unterstützung* bzw. Trauerbegleitung wird häufig als tröstlich und hilfreich erlebt.

5. Gewalt in Beziehungen

Gewalt durch andere Menschen zu erleben bewirkt einen Verlust des Vertrauens in Menschen und in die Menschlichkeit des Menschen. Häufig besteht hier auch ein gewisses Vertrauens- oder gar Abhängigkeitsverhältnis zwischen Opfer und Täter. Wiederholte oder andauernde Formen von Gewalt haben gravierende und komplexe Folgen für das Leben, die Gesundheit und die Persönlichkeit der davon Betroffenen. Noch schlimmer und schädigender wirkt es sich aus, wenn es sich beim Täter um einen vertrauten Menschen handelt, zu dem eine enge Bindung besteht. Dann wird das Selbst- und Weltverständnis am stärksten und nachhaltigsten erschüttert. Wird im Rahmen von Beziehungen absichtsvoll und systematisch Schaden zugefügt, sei es im Falle einer Vergewaltigung, bei häuslicher Gewalt oder wenn Gewalt an Kindern verübt wird, wird das Vertrauen in die Zuverlässigkeit und Vertrauenswürdigkeit von Menschen generell erschüttert und vielleicht ganz zerstört. Das ist eine schwere Bürde für das weitere Leben, die die Betroffenen zu einer besonderen Einsamkeit verurteilt.

5.1 Vergewaltigung

Frau S. war vor zwei Jahren von einem Studienkollegen, der ihr beim Umzug half, vergewaltigt worden. Scham und Schuldgefühle, ihn überhaupt in die Wohnung gelassen zu haben, hinderten Sie an einer Anzeige, auch hatte sie Angst, ihr würde nicht geglaubt. Seitdem aber fühlte sie sich «beschmutzt» und hatte auch kein Vertrauen mehr zu anderen Menschen, insbesondere zu Männern. Sie zog sich sozial zurück und mied nahe Kontakte. Immer wieder verspürte sie Ängste, vor allem, wenn es unverhofft an ihrer Tür klingelte. Bei der Vorstellung von sexueller Intimität empfand sie nur Ekel und Abscheu. Die Erinnerung an das Geschehene versuchte sie zu «vergessen» und lebte recht und schlecht damit, bis eine Freundin von ihr ebenfalls vergewaltigt wurde. Da waren die Erinnerungen plötzlich wieder ganz lebendig da und überfielen sie immer wieder, hinzu kamen starke Angstzustände und Schlafstörungen, so dass Frau S. schließlich professionelle Hilfe in Anspruch nahm.

Eine Vergewaltigung ist ein zentraler Angriff auf Körper, Seele und Würde des Opfers. Dieses erfährt ein gänzliches Ausgeliefert-Sein, absolute Ohnmacht, Erniedrigung und Demütigung. Anders als bei anderen Gewaltdelikten sind hier das Benutzt-Werden, die gänzliche Degradierung der Person zum Objekt, zum «Nichts», und Gefühle von Beschmutzung und Ekel charakteristisch. Verbunden mit einer Vergewaltigung ist in der Regel auch massive und panische Angst um das eigene Leben, Todesangst, oder auch die Angst vor körperlicher Schädigung oder Verstümmelung. Vergewaltigung ist ein Gewaltverbrechen und hat wenig mit Erotik oder Sexualität zu tun, vielmehr geht es dem Täter darum, wehzutun, um Zerstörung, um Aggression und um Ausübung von Macht. Besonders deutlich wird dies in den systematischen Vergewaltigungen in Kriegen (in allen Kriegen, zu allen Zeiten, bei allen Völkern), die den «Gegner» demütigen und die eigene Macht demonstrieren sollen. Im Allgemeinen aber besteht eine mehr oder weniger enge Bekanntschaft zwischen Opfer und Täter und oft wird mehrfach und wiederholt gehandelt. Zurück bleiben Auswirkungen auf die ganze Persönlichkeit des Opfers. Zunächst empfindet es meist Ekel und ein Gefühl der Beschmutzung, das nicht weggewaschen werden kann. Selbstvorwürfe sind häufig, vor allem, sich dem Willen des Täters unterworfen bzw. sich nicht «richtig» gewehrt zu haben. Die Opfer verkennen dabei, dass ihr Verhalten in diesem Moment von (Todes) Angst und davon bestimmt war, den Täter nicht noch mehr zu reizen und das eigene Leben zusätzlich zu gefährden. Ängste sind in der Folge häufig, zum Beispiel vor dem Alleinsein, vor Menschen, vor der Dunkelheit, und auch Schlaflosigkeit und Albträume. Möglicherweise treten Essstörungen auf wie Brechen, Appetitlosigkeit und Verdauungsstörungen oder andere psychosomatische Reaktionen, zum Beispiel andauernde Bauch- oder Kopfschmerzen. Kann das Trauma nicht bewältigt werden, entstehen Langzeitfolgen. Neben den Symptomen einer Posttraumatischen Belastungsstörung sind dies vor allem Angststörungen, dann auch Phobien, indem man nicht mehr unter Leute oder an bestimmte Orte gehen kann, sowie depressive Erkrankungen. Andauernd sind häufig auch Beziehungs- und sexuelle Störungen. Man empfindet Ekel und vermeidet intime Beziehungen oder aber entwickelt im Gegenteil ein «übersexuelles» Verhalten, ohne dieses aber als befriedigend zu empfinden. Das Selbstbild und die Beziehung zum eigenen Körper haben sich verändert, das Opfer fühlt sich beschmutzt und wertlos, sich selber fremd. Selbstablehnung und Selbstverachtung vergiften die Seele und können auch zu psychosomatischen Beschwerden führen. Hilfe zur Bewältigung einer Vergewaltigungserfahrung und Unterstützung im Verarbeitungsprozess muss auf gesellschaftlicher und individueller Ebene erfolgen, um wirksam zu sein.

Was tun?

Gemeinwesen / Vorbeugung:

- Soziale Ächtung dieses Gewaltverbrechens und gesellschaftliche Unterstützung zu erfahren, ist für die Opfer wichtig und eine dem angemessene Bestrafung des Täters.

- Nach der Tat sollte so schnell wie möglich eine Atmosphäre von Schutz und Sicherheit wiederhergestellt werden. Ärzte und Polizisten sollten nicht als (weitere) «Verfolger» erlebt werden müssen, sondern als Helfende.
- Die betroffenen Frauen brauchen und möchten vor allem, dass ihnen geglaubt wird. Es ist nicht hilfreich und nicht angebracht, die Tat zu bagatellisieren oder ihr Verhalten in Frage zu stellen.
- Polizeiliche und Opfer-Interessen stehen sich diametral gegenüber. Die Opfer stehen noch unter dem Einfluss der Vergewaltigungssituation und sind in einem Zustand des Schocks, der Verwirrung und der Desorganisation. Es wird jedoch von ihnen erwartet, präsent zu sein, klare Angaben zu machen, Abläufe zu schildern, sich genau zu erinnern und Glaubwürdigkeit zu beweisen. Vor allem in Akutsituationen sind unnötige und unnötig detaillierte Befragungen zu Tat und Tathergang möglichst zu vermeiden.

Für die Betroffenen:
- Umgeben Sie sich mit Vertrauenspersonen, von denen Sie sich verstanden, getragen und unterstützt fühlen. Dies sind hier oft nicht die am nächsten stehenden Menschen wie zum Beispiel die Eltern. Sie sollten in Ihrem verletzten und verletzlichen Zustand zusätzlich belastende Kontakte möglichst meiden.
- Eine neue / zusätzliche Wohnungsabsicherung, vorübergehend zu einer Freundin ziehen oder eine Freundin ein paar Tage zu sich einladen sind Maßnahmen, die die akuten Bedrohungsgefühle reduzieren können.
- Wenn Sie mögen, schreiben Sie einen Brief, eine «Anklageschrift» an den Täter. Schildern Sie ihm darin, was er Ihnen angetan hat und schreiben Sie, ohne sich zu zensurieren. Es ist kein Brief zum Abschicken, obwohl Sie das tun können, wenn Sie möchten. Sie schreiben ihn für sich. Sorgen Sie vorher dafür, dass Sie danach in einer geborgenen Umgebung seelisch wieder «aufgefangen» werden.
- Gesprächs- und Selbsthilfegruppen können hilfreich sein, denn die anderen Beteiligten wissen aus eigener Erfahrung, wovon Sie sprechen und was in Ihnen vorgeht. Sie erfahren Verständnis, Solidarität und Unterstützung.
- Juristische und psychologische Hilfe und Beratung erhalten Sie über spezialisierte Beratungs-, Notruf- und Opferhilfestellen.

Für die Angehörigen:
- Vermeiden Sie vor allem wertende Kommentare die Schuldgefühle erzeugen oder verstärken («Wir haben dir ja immer gesagt, dass der Mann nicht vertrauenswürdig ist».)
- Das Opfer braucht jetzt ein sicheres, vertrauenswürdiges und stabiles soziales Umfeld. Es braucht Verständnis und Fürsorge, aber auch Zurückhaltung und keine bohrenden Fragen oder Ratschläge, um die es nicht gebeten hat.

- Es möchte auch nicht nur als «Opfer» wahrgenommen und behandelt werden, sondern als die kompetente und erwachsene Person, die es ist.
- Es muss reden können, wenn es möchte, braucht aber manchmal auch nur Ihre liebevolle, aber schweigende Anwesenheit.

5.2 Häusliche Gewalt

«Es läuft gut, eine ganze Zeit, Monate, und dann kriegt er diesen Ausdruck und du weißt, dass es kommen wird und dass es deine Schuld ist, weißt du auch. Du hast das Ei zu lange gekocht, du hast auf der Party mit diesem Mann geflirtet, du hast zu viel dieses, zu wenig jenes. Und irgendwas in dir glaubt ihm, du glaubst, dass es deine Schuld war, und hinterher schwört er, dass er dich niemals wieder schlagen wird und verlass ihn bitte nicht, er braucht dich doch so sehr und ihr liebt einander doch und diesmal wird alles anders werden.» Frau M. ist eine 29-jährige, zierliche, attraktive Frau. Sie wuchs sehr behütet auf und heiratete mit 18 Jahren einen Geschäftspartner ihres Vaters, der wesentlich älter war als sie und ein wohlhabender Geschäftsmann und ein bekannter Politiker ist. Schon bald nach der Hochzeit lernte Frau M. ihren Mann, der «vorher immer charmant und fürsorglich» gewesen war, von einer anderen Seite kennen. Zunächst verbot er ihr den Kontakt zu ihren alten FreundInnen, denn «die passen jetzt nicht mehr zu dir», dann erfolgte, gegen ihren Willen, ein Umzug aufs Land in ein abgelegenes Haus. Er wurde verbal gewalttätig, beschimpfte sie z. B. als «dumme, unfähige Kuh» und «Schlampe», es folgten sexuelle und körperliche Gewalt, Vergewaltigungen, Schläge und Tritte. Danach gab es immer Geschenke, Blumen, Reue und Versprechungen. Frau M. wollte immer wieder hoffen und an eine mögliche Änderung glauben, sie schämte sich, sie hatte Angst und außerdem «wo hätte ich denn hinsollen?», «er drohte immer, mich in die Psychiatrie einweisen zu lassen» und «niemand hätte mir bei seinem Ruf geglaubt.» Schließlich entwickelte sich ein schweres Magengeschwür, das einen Arztbesuch unumgänglich machte. Bei der ärztlichen Untersuchung wurden auch offensichtliche Anzeichen körperlicher Gewalt sichtbar, die Frau M. zunächst vehement leugnete, ehe sie, durch das einfühlsame Verständnis des Arztes ermutigt, das Ausmaß ihrer häuslichen Misere offenbarte.*

Häusliche Gewalt ist weiter verbreitet, als uns in einer so genannt zivilisierten Gesellschaft lieb ist, wahrzunehmen. Sie wird an Häufigkeit und Schwere unterschätzt und sie wird auch innerhalb der Familien und unter FreundInnen immer noch kaum diskutiert. Dabei sind sehr viele Menschen, vor allem Frauen und Kinder, von häuslicher Gewalt betroffen. In Deutschland stellte der Bericht der Gewaltkommission der Bundesregierung 1990 erstmals offiziell fest, dass Gewalt in der Familie die am häufigsten ausgeübte Gewalt ist. Wissenschaftliche Schätzungen gehen davon aus, dass jede vierte Frau in ihrem Leben einmal von Gewalt durch ihren Lebenspartner betroffen ist. Häusliche Gewalt endet oft tödlich: In den USA wurden ca. $^1/_3$ der Frauen, die im Jahr 1998 getötet wurden, Opfer ihres (Ex-) Partners, in England war das in einer vergleichbaren Studie bei jeder zweiten getöteten Frau der Fall. Das sind erschreckende Zahlen und Befunde, zumal wir davon ausgehen müssen, dass die Dunkelziffer hoch ist. Häusliche Gewalt kennt keine gesellschaftlichen Schranken und kommt in allen Schichten und Altersgruppen vor. Sie umfasst alle Formen der Gewaltausübung zwischen verschiedenen Mitgliedern einer Lebensgemeinschaft. Es handelt sich vor allem um Gewalt von Männern gegen Frauen und von Erwachsenen gegen Kinder. Aber auch Gewalt an älteren Menschen und Gewalt zwischen Geschwistern fällt unter diesen Begriff. Häusliche Gewalt tritt in verschiedener Form auf, als *körperliche Gewalt* (Schütteln, (Faust-)Schläge, Fußtritte, Würgen) und ist häufig auch verbunden mit *sexueller Gewalt* (Vergewaltigung und Nötigung) und *verbalen Misshandlungen* (Beleidigungen, Beschimpfungen, Demütigungen, Drohungen). Sie zielt darauf ab, eine andere Person zu dominieren, zu kontrollieren und Macht auszuüben. Die Gewalt wird im privaten Rahmen ausgeübt und zwischen den Betroffenen besteht eine emotionale Bindung und ein wie auch immer geartetes Abhängigkeitsverhältnis, ein Machtgefälle, ein Kräfteungleichgewicht. Die Ursachen oder Hintergründe der häuslichen Gewalt sind vielfältig. Schwierige Lebensumstände können eine Rolle spielen, wie z. B. Arbeitslosigkeit und finanzielle Probleme. Gewaltausübende Menschen (und auch deren Opfer) haben Gewalt meist schon in ihrer Herkunftsfamilie erlebt und tragen, trotz vielleicht guter Vorsätze, die Gewalt in ihre eigene Ehe. Häufig bestehen Mentalitätsunterschiede, ein anderes Kulturverständnis, erlernte (patriarchale) Muster. Im individuellen Fall weisen bei Verdacht bestimmte Risikofaktoren auf die Wahrscheinlichkeit häuslicher Gewalt hin, wobei es sich um Hinweise und noch um keine Beweise handelt. Die Wahrscheinlichkeit, dass häusliche Gewalt ausgeübt wird, erhöht sich aber mit jedem der folgenden **Risikofaktoren** bzw. bei gehäuftem Auftreten:

- Wenn schon frühere Attacken vorgekommen sind oder der Täter randaliert, d. h. Dinge kaputtmacht.
- Wenn Alkohol- oder Drogenmissbrauch vorliegt.
- Wenn psychische Störungen oder Persönlichkeitsstörungen, z. B. extreme Eifersucht bestehen.
- Wenn der potenziell Gewaltausübende droht, sich umzubringen oder schon Selbstmordversuche unternommen hat.
- Wenn er (eine Affinität zu) Waffen hat.
- Wenn im Haushalt häufig Unfälle passieren.

Die meisten Frauen schweigen. Natürlich wollen sie die Gewalt nicht, aber sie harren aus verschiedenen Gründen aus. Sie schämen sich, haben Angst vor noch mehr Gewalt, sie bleiben der Kinder wegen und weil sie «die Familie nicht zerstören wollen». Es besteht eine äußere, zum Beispiel eine finanzielle, Abhängigkeit und es bestehen auch widersprüchliche Gefühle. So heißt es vielleicht: «aber er ist ein guter Vater», «er ist nicht nur so», «wenn er nicht getrunken hat, kann er so lieb und fürsorglich sein». Die Frauen hoffen «mit Liebe und Geduld» oder wenn sie «funktionieren, wie er es sich vorstellt» würde der Mann sich irgendwann ändern. Nach außen wird die Gewalt vertuscht und verdeckt. Die sichtbaren Folgen, die körperlichen Verletzungen, werden so meist nicht ärztlich behandelt, denn die Frauen schämen sich und haben Angst – vor ihrem Partner, davor, vom Arzt nicht ernst genommen oder beschuldigt zu werden, Angst, die Kinder würden ihnen weggenommen. Innerhalb der Beziehung werden Selbstschutzmanöver angewendet, so versuchen die Opfer «sich unsichtbar zu machen», den Täter zu «besänftigen», «sich still zu halten». Bei leichteren Formen von Gewalt versuchen sie auch, sich zu wehren, meist nicht körperlich, aber indem sie den Mann beschimpfen oder (kurzfristig) das Haus verlassen. Ein mentaler Abwehrmechanismus ist das Verleugnen oder Bagatellisieren der Gewalt, um das Unerträgliche erträglich zu machen. Dabei leben sie ständig in (Todes-) Angst; Angst vor der Gewalt, Angst, es nicht zu überleben, Angst, dass er noch brutaler wird, wenn sie sich wehrt. Schlafstörungen treten auf, Energie und Lebenslust gehen verloren, das Selbstvertrauen schwindet, das Selbstwertgefühl wird zerschlagen. Häusliche Gewalt macht krank. Je schwerer sie ist und je länger sie andauert, desto mehr leiden Frauen an Ängsten, Depressionen, Selbstmordgedanken und auch an (schweren) körperlichen Erkrankungen. Viele Frauen betäuben ihre Schmerzen, ihre Angst und ihr Elend mit Alkohol, Medikamenten, Drogen. Auch die im Haushalt lebenden Kinder sind immer betroffen. Sie sind betroffen als Zeugen, indem sie die Gewalthandlungen wahrnehmen und ihnen mit Unverständnis, voll Angst und Hilflosigkeit, gegenüberstehen. Das Beobachten der Gewalt gegen die Mutter führt zur gleichen Traumatisierung wie eine direkte körperliche Misshandlung. Oft erfahren Kinder häusliche Gewalt aber auch am eigenen Leib, indem sie selbst von Vater oder Mutter geschlagen und misshandelt werden. Häusliche Gewalt sollten alle involvierten Personen und Institutionen zu stoppen versuchen.

Was tun?

Gemeinwesen / Vorbeugung:

- Seit dem 1.4.2004 sind in der Schweiz verschiedene Gewaltdelikte, die vorher nur auf eine Anzeige hin strafrechtlich verfolgt wurden, als Offizialdelikte im Gesetz verankert. Das bedeutet, dass sie, wenn die Polizei Kenntnis davon bekommt, von Amtes wegen verfolgt werden, sofern sie zwischen Lebens- und Ehepartnern geschehen. Eingeschlossen sind nun auch die «einfachen» Körperverletzungen (Schwellungen, Schürfungen), sowie

Drohung und Nötigung. Vielerorts besteht auch die Möglichkeit zu einer (befristeten) Wegweisung des Täters aus der gemeinsamen Wohnung, des polizeilichen Gewahrsams des Täters oder ein polizeiliches Kontaktverbot. Erkundigen Sie sich nach den Möglichkeiten an Ihrem Heimatort.

- In Deutschland trat am 1.1.2002 das so genannte Gewaltschutzgesetz in Kraft, das garantiert, dass misshandelte Frauen in der gemeinsam genutzten Wohnung bleiben können, während der Täter gehen muss. Zudem wurde die Möglichkeit zu weiteren Schutzanordnungen geschaffen wie zum Beispiel ein Kontakt- und Näherungsverbot.

- Solche rechtlichen Neuerungen sind ein Ausdruck dafür, dass häusliche Gewalt von der sozialen Gemeinschaft nicht toleriert wird und auch keine «Privatsache» ist, sondern dass es sich um eine Straftat handelt, für die der Täter zur Verantwortung gezogen wird. Dies sollten auch alle involvierten Personen und Institutionen klar aufzeigen.

- Hilfsangebote müssen Opfer und Täter erreichen. So gibt es mancherorts bereits die Möglichkeit, Gewalt ausübende Männer durch richterliche Weisung zu einem Lernprogramm zu verpflichten, das es ihnen ermöglicht und sie befähigt, ihr Gewaltverhalten zu beenden. Viele Teilnehmer beurteilen dieses Training, das sie freiwillig nie besucht hätten, übrigens im Nachhinein als Chance für sich und als einen persönlichen Gewinn.

Außenstehende:
- Sie sollten Gewalt nicht ignorieren und keine «Neutralität» an den Tag legen! Wenn Sie das Problem als «Privatsache» betrachten und die Augen zumachen, begeben Sie sich damit auf die Seite des Täters. Er wird dann nämlich in dem Glauben unterstützt, er habe das Recht zur Gewaltausübung und würde nicht zur Rechenschaft gezogen.

- Greifen Sie ein, aber nicht direkt, z. B. indem Sie versuchen, zu «vermitteln». Es könnte gut sein, dass Sie dem Opfer eher schaden, anstatt zu nützen und zu schützen.

- Erstatten Sie als erste Maßnahme auch nicht eine Anzeige bei der Polizei, es sei denn, es besteht unmittelbar drohende oder angewandte Gewalt.

- Suchen Sie zunächst Beratung bei kompetenten staatlichen und privaten Hilfseinrichtungen über mögliche nächste Schritte und Formen der Unterstützung.

- Spielen Sie die Gewalt der betroffenen Frau gegenüber nicht herunter oder bagatellisieren sie. Machen Sie ihr keine Vorwürfe sondern unterstützen Sie sie grundsätzlich, auch wenn sie sich (zunächst) gegen eine Trennung entscheidet. Zeigen Sie aber mögliche Alternativen auf.

Betroffene:
- Bedenken Sie, bei all Ihrer Ambivalenz Ihrerseits und trotz aller Absichten und Beteuerungen Ihres Partners, dass die Gewalt sich mit höchster

Wahrscheinlichkeit (immer wieder, zunehmend) wiederholen wird. Es handelt sich in aller Regel nicht um einmalige Entgleisungen.

- Bedenken Sie auch folgende Tatsache: je länger eine gewalttätige Beziehung andauert, desto größer ist die Gefahr, dass stets massivere Gewalt eingesetzt wird.
- Bedenken Sie nicht zuletzt Folgendes: Sie haben mehr Kraft als Sie vielleicht glauben, denn sonst hätten Sie die Situation bis jetzt gar nicht durchgestanden.
- Lernen Sie die Telefonnummern von Stellen, bei denen Sie Hilfe bekommen können (Polizei, Nachbarn, Freunde) auswendig.
- Der erste Schritt ist es, Sicherheit herzustellen. Verbessern Sie Ihre Möglichkeiten zum Selbstschutz: welche konkreten Möglichkeiten gibt es, sich der gewalttätigen Situation zu entziehen? Können Sie zum Beispiel bei Freunden unterkommen oder in einem Frauenhaus? Frauenhäuser stehen an geheimen Orten und bieten unter größten Sicherheitsvorkehrungen Schutz vor gewalttätigen Ehemännern und Vätern, sowie weitere Hilfe und Unterstützung an.
- Solange Sie mit dem Misshandler zusammenleben: Lassen Sie sich nicht von Ihrem sozialen Umfeld isolieren. Pflegen Sie Kontakte zu Nachbarn, Verwandten, FreundInnen. Informieren Sie vertraute Freunde und Nachbarn über Ihre Situation. Sie müssen sich für nichts schämen, Sie sind nicht «selber schuld» und Sie haben auch nicht «versagt». Diese Art von Gewalt betrifft jede vierte bis fünfte Frau, der Sie begegnen. Entwickeln Sie mit Ihren Vertrauenspersonen einen Plan und ein konkretes Zeichen für den Fall, dass Sie Hilfe brauchen. Verabreden Sie mit ihnen, was diese dann tun sollen.
- Üben Sie mit Ihren Kindern, wie diese Hilfe holen können (Notrufnummer Polizei). Verabreden Sie ein Code-Wort, das den Kindern signalisiert, dass sie Hilfe holen und die Wohnung verlassen sollen.
- Suchen Sie Beistand und Unterstützung bei kompetenten Institutionen und Beratungsstellen, wo Sie sich über Möglichkeiten zur juristischen, psychologischen und praktischen Unterstützung informieren können.

6. Trauma und Kind

Kinder werden durch ähnliche Ereignisse traumatisiert wie Erwachsene, dazu kommen noch einige spezielle Situationen, die, vor allem für jüngere Kinder traumatisch sind, wie z. B. eine erzwungene Trennung von den Eltern. Studien aus dem deutschsprachigen Raum zeigen, dass zwischen 20 und 25 % der Jugendlichen irgendwann in ihrem bisherigen Leben ein traumatisches Ereignis erlebt haben. Am häufigsten sind Gewaltereignisse, Verletzungen und schwerwiegende Unfälle. Traumatische Situationen überfordern Kinder in ihren aktuellen Bewältigungsmöglichkeiten und in ihrer Entwicklung. Die seelischen und gesundheitlichen Folgen werden oft unterschätzt. Das liegt unter anderem daran, dass Kinder noch weniger als Erwachsene über das Trauma und ihre Reaktionen sprechen, denn sie können es noch weniger mit dem Verstand erfassen und können auch ihre Gefühle nicht so gut ausdrücken, auf jeden Fall nicht unbedingt in Worten formuliert. Sie reagieren aber ähnlich auf ein Trauma wie Erwachsene. Auch bei ihnen treten Schreckreaktionen auf, sie haben Schlafstörungen und leiden unter Angstträumen. Das Wiedererleben der Erfahrung zeigt sich bei ihnen, das ist für Kinder charakteristisch, häufig im so genannten traumatischen Spiel, indem sie im Spiel Aspekte oder Themen des Traumas wiederholen und dabei zu bewältigen versuchen, wobei sie oft kein Bewusstsein vom Zusammenhang zwischen ihrem Spiel und dem Ereignis haben. Viele, vor allem jüngere Kinder, verlieren bereits erworbene Fähigkeiten. Sie fallen in ihrer Entwicklung zurück und lutschen zum Beispiel plötzlich wieder am Daumen, nässen ein oder stottern. Bei älteren Kindern kommt es häufig zu Leistungseinbussen bzw. zu einem Abfall der Schulleistungen. Auch andere Verhaltensänderungen treten möglicherweise auf, so ist das Kind unter Umständen reizbar und aggressiv, oder es wird abweisend und zieht sich sozial zurück, es ist weinerlich oder besonders anhänglich. Häufig treten auch neue Ängste auf wie vor einer Trennung von den Eltern oder vor der Dunkelheit. Auch Kinder zeigen nach einem Trauma eine veränderte Einstellung zum Leben, zu Menschen und zur Zukunft – sie sind weniger vertrauensvoll und haben eher negative Erwartungen. Wie bei den Erwachsenen auch gibt es im Kindesalter viele Faktoren, die eine Verarbeitung des Traumas unterstützen oder im Gegenteil dazu beitragen, dass das Kind, auch lebensbegleitend, an der traumatischen Erfahrung seelisch und körperlich krank wird. Das Risiko, eine Posttraumatische Belastungsstörung und/oder andere schwerwiegende gesundheitliche Folgestörungen zu entwickeln ist dann besonders hoch, wenn das Trauma mit zwischenmenschlicher Gewalt verbunden ist und wenn es lange andauert. Es ist ein Unterschied, ob es sich bei der traumatischen Situation um ein einmaliges Ereignis, wie z. B. um einen Unfall handelt, das in sich abgeschlossen ist und in einer sicheren und schützenden Umgebung wieder «aufgefangen» werden kann, oder ob es sich um ein schwereres und komplexeres Trauma handelt wie bei Kindsmisshandlung und sexuellem Kindsmissbrauch. Bei den persönlichen Umständen ist es von Bedeutung, wie alt das Kind ist und wo es in seiner Entwicklung steht. Vorhandene oder nicht vorhandene Schutz- und Widerstandsfaktoren sind wichtig – wie viele gute Erfahrungen hat es ergänzend zu den traumatischen Erfahrungen gemacht? Wie gestärkt und sicher ist es in seiner Persönlichkeit? Und je schneller und umfassender wieder Sicherheit hergestellt werden kann und je schneller das Kind (wieder) zuverlässig geschützt und unterstützt wird, desto günstiger wirkt sich das auf die Heilung der seelischen Verletzungen aus. Kinder verfügen, wenn sie einmal (wieder) in Sicherheit sind und liebevolle Unterstützung erfahren, um heilen zu können, über eine große Elastizität, die Erfahrung zu bewältigen und über nicht zu unterschätzende Selbstheilungskräfte. Hinweise, wie Sie Kindern ganz allgemein nach traumatischen Erfahrungen helfen können, finden Sie im vierten Teil des Buches. Besonders schwerwiegend auf die Seele, die Gesundheit, die Persönlichkeit und die Beziehungsfähigkeit von Kindern im späteren Leben wirken sich körperliche und sexuelle Gewalt aus.

6.1 Gewalt an Kindern

Gewalt an Kindern hat viele Formen und kommt in allen Gesellschaftsschichten und in jedem Lebensalter vor. Kinder sind körperlich und psychisch schwächer und meist in einer Abhängigkeitsposition, was Erwachsenen die Gewaltanwendung erleichtert. Gewalt an Kindern findet häufig im Verborgenen statt, vor allem in der Familie, innerhalb einer Vertrauens- und Schutzbeziehung. Die normalen fürsorglichen Beziehungen sind gestört und das familiäre Klima ist von Angst und Ohnmacht, Macht und Gewalt geprägt. Kinder erfahren verschiedene Formen von Gewalt. Am augenfälligsten sind dabei die körperliche und die sexuelle Gewalt. Aber auch die schwere Vernachlässigung von Kindern und seelische Gewalt oder verbale Misshandlungen, wenn Kinder beschimpft oder gedemütigt werden, sind Gewalt an Kindern. Dabei wird das Kind umso wahrscheinlicher (langfristige) Probleme entwickeln, je schwerer und häufiger die Gewalterfahrung gewesen ist.

Körperliche Gewalt
Gewaltanwendung in der «alltäglichen» Erziehung betrifft sehr viele Kinder. 1991 gestanden 36 % der in einer Schweizer Studie befragten Eltern ein, ihr

Kind in den letzten vier Wochen körperlich bestraft zu haben. Im Jahr 2004 wurden 35 000 Kleinkinder «manchmal» bis «sehr häufig» körperlich bestraft. 1997 gaben 75 % der in einer Untersuchung befragten Deutschen an, in ihrer Kindheit körperliche Züchtigungen erfahren zu haben. Fast 10 % der Befragten erklärten, von ihren Eltern körperlich schwer misshandelt worden zu sein. Das Spektrum der körperlichen Gewalt beginnt bei der «ausgerutschten Hand» und erstreckt sich bis zum vorsätzlichen Zufügen von Schmerzen. Knaben erleben häufiger körperliche Gewalt als Mädchen, körperlich gewalttätig werden sowohl Mütter als auch Väter. Je jünger die Kinder sind, desto häufiger werden sie körperlich bestraft. Geschlagen / körperlich bestraft werden überwiegend Kinder unter $2^1/_2$ Jahren! Auffälligkeiten werden aber meist erst in Kindergarten oder Schule entdeckt und erst dann kann eingegriffen werden. Vorher sind die Kinder besonders schutzlos ausgeliefert. Als Grund für die körperliche Bestrafung wird von den Eltern vor allem «Ungehorsam» angegeben, wobei Eltern häufig aufgrund unrealistischer Vorstellungen Benimm- und Gehorsamsleistungen einfordern, die ein Kind in diesem Alter noch gar nicht erfüllen kann. Zum Teil sind dies noch Nachwirkungen einer «Schwarzen Pädagogik», wie sie noch in den 1950-er/1960-ger Jahren ungebrochen herrschte. Eltern verstanden sich als Herrscher des von ihnen abhängigen Kindes. Das Einsetzen körperlicher Gewalt war weit verbreitet und wurde auch nicht hinterfragt. Vertreten wurde, dass das Eingehen auf kindliche Bedürfnisse schlecht sei, dass man im Gegenteil, dem Kind «seinen Willen nehmen» oder gar «brechen» müsse. Es galt: «Wer sein Kind liebt, züchtigt es». Viele gewalttätige Eltern sind selber Opfer von (exzessiver) Gewalttätigkeit ihrer Eltern geworden und geben die Gewalt weiter. Viele erfuhren auch in anderer Form starke Ablehnung und Abwertung, die in ihnen Aggressionen erzeugten, die nicht verarbeitet werden konnten. Die Kinder erleiden körperliche Verletzungen und Organschäden. Sie reagieren auf die Gewalt mit erhöhter Ängstlichkeit, Gehemmtheit und Passivität, manche werden Schwächeren gegenüber aggressiv. Längerfristig wird ihr Selbstvertrauen zerschlagen. Sie nehmen viele körperliche und seelische Verletzungen mit in ihr Leben, ein geringes Selbstwertgefühl und eine beeinträchtigte Beziehungsfähigkeit.

Sexuelle Gewalt

Sexueller Kindsmissbrauch ist immer noch ein großes Tabuthema und unterliegt einer kollektiven Verdrängung, aber auch hier sind die vorhandenen Zahlen erschreckend. Ein Querschnitt aus den wichtigsten Untersuchungen in den Industrieländern ergibt, dass jedes 3. bis 4. Mädchen Opfer sexueller Gewalt wird und jeder 7. bis 8. Knabe. 85 bis 95 % der Täter sind Männer und sie stammen überwiegend aus dem familiären Umfeld des Kindes, aus dem Kreis seiner Vertrauenspersonen. Alle Fachleute sind sich einig, dass das Dunkelfeld darüber hinaus hoch ist. Das bedeutet, dass die Opfer in sehr vielen Fällen sich selbst überlassen bleiben. Sexuelle Gewalt ist ein Verbrechen am Körper, am Geist und an der Seele des Kindes. Sie führt fast unvermeidlich zu seelischen, körperlichen und manchmal geistigen Störungen. Körpergrenzen werden gegen den Willen des Kindes überschritten, oft sind brutale Gewalt und/oder Drohungen im Spiel, und das Kind fühlt sich unfähig, sich zu schützen und den Missbrauch zu stoppen. Kinder, die von Erwachsenen zu sexuellen Handlungen veranlasst werden, werden in ihrer eigenen Entwicklung nachhaltig gestört. Dies ist in jedem Fall so, auch wenn nicht offensichtlich Gewalt angewendet wird, schon allein dadurch, dass das Kind zu einem vorzeitigen Erwachsenwerden gezwungen und frühzeitig, das heißt nicht altersgemäß, sexualisiert wird. Am schwerwiegendsten ist der sexuelle Missbrauch dann, wenn er innerhalb der Familie geschieht und/ oder, wenn Drohung, Gewalt und Misshandlung im Spiel sind. Missbrauchte Kinder haben Angstzustände, Schlafstörungen, Alpträume. Sie zeigen depressive Symptome, viele haben Selbstmordgedanken. Sie neigen zu einem selbstzerstörerischen Verhalten, zum Beispiel verletzen sie sich selbst oder sie begeben sich willkürlich in Risiko- oder Gefahrensituationen. Essstörungen sind häufig, viele greifen zu Drogen und Alkohol. Beziehungsprobleme und sexuelle Störungen im Erwachsenenleben sind mit großer Wahrscheinlichkeit zu erwarten.

Körperliche und sexuelle Gewalt sind oft verbunden mit dem Befehl des Stillschweigens und der Androhung schlimmer Strafen. Sie sind ein Vertrauensbruch und ein Machtmissbrauch mit besonders schweren Gefährdungen für die Gesundheit und die Entwicklung des Kindes. Je früher und schwerer die Gewalt war und je weniger Schutzfaktoren vorhanden waren, desto gravierender sind die seelischen und körperlichen *Kurz- und Langzeitfolgen*. Die Lernfähigkeit und die gesamte Entwicklung der Persönlichkeit werden gehemmt; das Kind lebt in ständiger (Todes-)Angst und braucht alle seine seelischen und körperlichen Kräfte, um die qualvolle Situation innerlich und äußerlich zu überleben. Langfristig entwickelt die Hälfte der Betroffenen eine Posttraumatische Belastungsstörung. Viele verdrängen auch ihre Erlebnisse, aber ihre Persönlichkeit und ihr ganzes Leben sind vom Trauma geprägt. Sie haben eine negative Einstellung zu sich selbst, verachten sich und sind der Überzeugung, dass sie vom Leben nichts Gutes zu erwarten haben und dass sie Gutes auch nicht wert sind. Beziehungen und Sexualität sind höchst problematisch. Viele vermeiden Nähe und Intimität, andere geraten auch als Erwachsene wieder in missbräuchliche oder gewaltgeprägte Beziehungen. Ein hohes Risiko besteht auch für Depressionen, Suchterkrankungen und Angststörungen im späteren Leben. Körperliche Krankheiten treten gehäuft auf. Eindrückliches Beispiel ist hier Frau W. Sie war mit vier Geschwistern aufgewachsen, der Vater misshandelte bzw. missbrauchte alle Kinder. Drei der Geschwister waren bereits an Krebs gestorben und alle waren zu diesem Zeitpunkt unter 50 Jahre alt. Auch Essstörungen wie Anorexie oder Bulimie können, müssen aber nicht mit sexuellem Missbrauch verbunden sein. Misshandelte und sexuell missbrauchte Kinder sprechen kaum über ihre Situation, aus Scham, aus Loyalität, aus Angst, die Familie zu verlieren. Oft haben sie das Gefühl, selber schuld zu sein an dem, was ihnen geschieht, und oft wird ihnen das auch so von den Gewalt ausübenden Erwachsenen eingeredet. Es gibt aber für Außenstehende, ergänzend und zusätzlich zu den allgemeinen Anzeichen von Traumatisierung, wie sie weiter oben beschrieben wurden, konkrete **Anzeichen**, die darauf hindeuten, dass ein Kind Opfer von körperlicher oder sexueller Gewalt ist. Wieder sind es Hinweise, die auf Gewalterfahrungen hindeuten können, aber nicht müssen. Je gehäufter sie auftreten, desto größer ist aber die Wahrscheinlichkeit bzw. desto genauer sollte man hinschauen.

- Das Kind deutet etwas an. Das muss nicht unbedingt mit Worten sein, vielleicht auch z. B. in einer Zeichnung.
- Es hat gehäuft / andauernd Angstträume.
- Es nässt (wieder) ein.
- Es verletzt sich selber.
- Es hat eine Abneigung gegen Berührungen.
- Es äußert sich beim Spiel auffallend sexuell- oder gewaltgeprägt.
- Es verweigert den Turn- oder Schwimmunterricht, will sich nicht vor anderen ausziehen.

Was tun?
Gemeinwesen / Vorbeugung:
- Die Aufklärung der Öffentlichkeit über die Ursachen, Formen und Auswirkungen von Gewalt an Kindern sollte betont werden.
- Erziehungsberechtigte sollten über Formen und Folgen von Gewalt in der Erziehung aufgeklärt werden. Darüber hinaus könnten sie besser über die geistige und emotionale Entwicklung von Kindern und zu Erziehungsfragen informiert werden bzw. sich informieren, um unrealistische Erwartungen an die Kinder zu vermeiden. Sie sollten auf die Prüfungen der Elternschaft vorbereitet werden. Diese Zeit und Aufmerksamkeit muss sein. Erwachsene lesen ja sogar Gebrauchsanweisungen, wenn sie sich nur ein neues Auto kaufen. Eltern können lernen und darin geschult werden, Strategien zu entwickeln, typischen Überforderungssituationen vorzubeugen. Sie sollten auch rechtzeitig Entlastungs- und Betreuungsmöglichkeiten in Anspruch nehmen können.
- Verstärkung der sozialen Kontrolle durch Nachbarn, Angehörige, Kindergärtner, Lehrer, Ärzte. Insbesondere sollte der Früherfassung von Gewalt an Kindern Aufmerksamkeit geschenkt werden.
- Aufklärung von Kindern über sexuelle Misshandlung neben einer Sexualaufklärung, die die lustvollen und partnerschaftlichen Aspekte der Sexualität betont.

Außenstehende:
- Greifen Sie ein und helfen Sie, wenn Sie Gewalt an Kindern beobachten oder vermuten.
- Absolut vorrangig sind Kinderschutzmassnahmen, um den Missbrauch oder die Misshandlung zu stoppen.
- Greifen Sie nicht innerhalb der Familie ein.
- Erste Anlaufstelle sollte auch nicht die Polizei ein, außer es droht oder geschieht unmittelbar Gewalt.
- Suchen Sie die Zusammenarbeit mit Fachleuten und nehmen Sie die Beratung und Unterstützung von Kinderschutzgruppen an Ihrem Heimatort oder die Hilfe anderer spezialisierter öffentlicher oder privater Einrichtungen in Anspruch.

Vertrauenspersonen der Kinder:
- Vermitteln Sie dem Kind Rückhalt und sorgen Sie für Sicherheit und Schutz.
- Ermuntern Sie das Kind behutsam, über seine Situation und seine Gedanken und Befürchtungen, z. B., die Familie zu verlieren, zu sprechen. Es sollte seine Gefühle ausdrücken können, ohne gehindert zu werden (z. B. «beruhige dich»).
- Es sollte aber andererseits auch nicht genötigt werden, mehr zu äussern, als es will und verkraften kann, das betrifft insbesondere auch detaillierte Schilderungen sexueller oder körperlicher Übergriffe.
- Unterbrechen Sie nicht das traumatische Spiel des Kindes, auch wenn die Inhalte sexuell- oder gewaltgeprägt sind. Es dient der Bewältigung und Verarbeitung des Traumas. Außer, wenn dabei andere Menschen involviert und in Gefahr sind oder sie sich selber schädigen
- Wenn das Kind sich selbst beschuldigt, z. B., «böse» gewesen zu sein und «selber schuld» zu haben, oder den Täter «verführt» zu haben – versuchen Sie, ihm den Unterschied zwischen den Verantwortlichkeiten und den Einflusschancen eines Kindes und denen eines Erwachsenen deutlich zu machen.
- Zusätzlich zu einem stabilen, sicheren und unterstützenden sozialen Umfeld ist in Fällen von Kindsmisshandlung und Kindsmissbrauch die Unterstützung des Kindes durch einen traumatherapeutisch ausgebildeten Kindertherapeuten zu empfehlen.
- Weitere Hinweise, wie Sie traumatisierten Kindern helfen können, finden Sie im vierten Teil des Buches.

Selbsthilfe

Im nun folgenden Praxis-Teil finden Sie Hinweise, Strategien und Übungen, die Ihnen helfen, aus der Hilflosigkeit, die mit dem Trauma einhergeht, herauszufinden und die Ihre Selbstheilungskräfte unterstützen, wenn Sie gerade ein Trauma erlebt haben oder wenn eine vielleicht schon längst vergangene traumatische Erfahrung Sie wieder aufwühlt. Nun geht es darum, den verletzten und verletzlichen Teil in Ihnen zu schonen und zu schützen, damit die seelischen Wunden heilen können und gleichzeitig die Persönlichkeitsanteile zu unterstützen und zu stärken, die fähig sind, das Trauma zu bewältigen. Sie erfahren, wie Sie Ihre Schutz- und Widerstandskräfte wahrnehmen und stärken und Sie lernen, die Intensität und Häufigkeit von Belastungszuständen reduzieren zu können, zum Beispiel, indem Sie sich bei aufkommendem Stress selbst beruhigen können. Viele Therapeuten arbeiten mit diesen oder ähnlichen Techniken und haben gute Erfahrungen damit gemacht. Zunächst werden Strategien und Übungen vorgestellt, die ganz grundsätzlich und allgemein beruhigend, stärkend und entlastend wirken. Anschließend geht es um die Bewältigung spezieller Traumafolgen, wie zum Beispiel das Wiedererleben oder belastende Gefühle und Gedanken. Die vorgestellten Anregungen und Übungen dienen der Stärkung Ihrer Persönlichkeit, der Entlastung von seelischem «Übergepäck», der Beruhigung und Entspannung bei aufkommenden Stress und der Möglichkeit, Distanz vom Trauma und Kontrolle über die Erinnerungen zu finden. Es gibt dabei kein festes «Programm» oder eine bestimmte Abfolge. Suchen Sie sich aus, was Sie persönlich anspricht und wozu Sie innerlich bereit sind und so viel davon, wie Sie wirklich umsetzen und praktizieren können, ohne sich dadurch noch zusätzlichen Stress aufzuladen. Lesen Sie bitte zunächst die Anleitung zu den Übungen vollständig und in Ruhe durch, ehe Sie sie ausprobieren. Es kommt nicht darauf an, möglichst viele Übungen zu machen. Sie sind vielmehr dazu gedacht, dass Sie sich daraus einen persönlichen «Werkzeugkasten» zusammenstellen, der Ihren momentanen Bedürfnissen entspricht. Vielleicht möchten Sie die ausgewählten Übungen fotokopieren oder sich einzelne, vor allem längere, auf ein Tonband sprechen. So können Sie den von Ihnen gesprochenen Anleitungen folgen, ohne in das Buch schauen zu müssen. Führen Sie bei Selbstmordgedanken keine Atem- und Entspannungsübungen durch, bitte wenden Sie sich an eine Fachperson. Bei Asthma und Herz-Rhythmusstörungen ist bei Atemübungen Vorsicht geboten. Bitte konsultieren Sie vorher Ihren Arzt. Eine Übersicht über die Übungen finden Sie im Anhang des Buches. Wenn Sie sich entschieden haben, ist es sinnvoll, die gewählten Übungen regelmäßig eine Zeitlang durchzuführen.

7. Was man für sich selbst tun kann

Erstellen Sie eine Liste Ihrer persönlichen Selbsthilfe-Strategien
Überlegen Sie, was Ihnen in bisherigen Stress- und Krisensituationen Ihres Lebens geholfen, Sie abgelenkt, beruhigt, Sie gestärkt hat. Damit sind solche Strategien gemeint, die in Ihnen ein gutes Gefühl hinterlassen (haben). Es gibt auch andere, die momentan vielleicht entlastend wirken, aber kein gutes Gefühl hinterlassen wie zum Beispiel sich betrinken oder jemanden beschimpfen. Was hilft Ihnen: körperliche Bewegung, Gartenarbeit, Ausflüge, Gebete, der Besuch bei guten Freunden? Die Möglichkeiten sind hier vielfältig und individuell. Erstellen Sie, vielleicht in Farbe, Ihre persönliche Liste. Wenn möglich, stufen Sie diese ab. Ein Beispiel: bei leichter Belastung mag es ausreichen, Musik zu hören, um sich abzulenken und zu entspannen, bei einer mittleren Belastung reicht das vielleicht nicht aus, es gelingt aber mit körperlichem «sich austoben», bei noch stärkerer Belastung braucht es vielleicht den Kontakt zu Angehörigen und Freunden. Halten Sie die Liste in Ihrer Reichweite. Kommt eine Belastungssituation erst auf, ist uns häufig unmittelbar gar nicht mehr bewusst und präsent, dass und wie wir die Möglichkeit haben, einzugreifen, um diesen Zustand zu mildern oder zu beenden.

Die Tagesstruktur
Knüpfen Sie so weit wie möglich an Ihre Gewohnheiten und Routinen in Beruf, Alltag und Freizeit wieder an. So vermindern Sie das Gefühl von Isolation und stärken das Gefühl für Normalität und das Bewusstsein Ihrer Kompetenz. Beachten und respektieren Sie aber dabei auch Ihre Grenzen, so wie Sie sich nach einer körperlichen Verletzung oder Krankheit auch aufmerksam schonen. Auch der psychische Heilungsprozess braucht Energie. Setzen Sie Prioritäten, sorgen Sie für Entlastung und reduzieren Sie Ihre Anforderungen.

Bewegung tut gut
Bewegung tut gut, um die traumatisch bedingte innere Anspannung und körperliche Verspannungen abzubauen. Die Formen der Bewegung sollten gezielt, aber entspannt sein, nicht verkrampft, ehrgeizig und leistungsbetont. Dabei erlebt Ihr Körper unmittelbar, dass er sich (wieder) frei und ohne Einschränkung oder Bedrohung bewegen kann und Sie erleben, anders als beim Trauma, eine wohltuende Verbindung und Einheit mit Ihrem Körper. Hören Sie auf Ihre Bedürfnisse – wenn Ihnen danach ist, Energie zu entladen, weil es Sie sonst «verjagt», wenn Sie sich von Zorn- und Spannungs-

zuständen entlasten wollen, dann können Sie zum Beispiel einen Sandsack boxen oder ein Kissen schlagen, im Wald laut schreien, rennen oder wild tanzen. Oder tut eher konzentrierte Anstrengung gut wie z. B. beim asiatischen Kampfsport (stärkt auch das Selbstvertrauen) oder beim Bergsteigen? Oder zieht es Sie zu sanften, bewussten Bewegungen, die die innere Ruhe stärken, wie zum Beispiel beim Tai Chi oder Qi Gong?

Kraftquelle Natur

Die Natur in ihren verschiedenen Erscheinungsformen schenkt uns Ruhe und Entspannung, Freude, Vertrauen und Gelassenheit. Besonders, wenn wir aufgewühlt, überfordert, entkräftet, beunruhigt, angespannt oder verzagt sind, lohnt es sich, diese Energiequelle zu nutzen, um wieder zu Beruhigung, Entspannung und innerem Frieden zu kommen. Ob Sie nun lange einen Fluss, See oder das Meer betrachteten, im Wald spazierten, einen starken, tief verwurzelten Baum umarmten oder im Garten arbeiteten – viele traumatisierte Menschen berichten dass sich die Energie der Natur wie auf sie übertragen hätte, indem Sie eine bewusste Verbindung dazu aufnahmen.

Die heilende Kraft von Märchen und Geschichten

Lesen Sie stärkende Geschichten und Märchen über das Schicksal von Menschen, die Leid erlebten und schweren Erschütterungen und Prüfungen standhalten mussten. Sie erleben lesend wie diese, durch eigene Kraft und mit menschlicher oder göttlicher Unterstützung aus ausweglos erscheinenden Situationen wieder herausfanden, und nach einem langen Weg schließlich Erlösung aus Ihrer Einsamkeit und von Ihrem Leidenszustand erlebten. Es geht in den Märchen nie um die Verbreitung von oberflächlichem Optimismus, sondern aus ihnen sprechen tiefe Weisheiten und ein zeitloses Wissen der menschlichen Seele. Märchen sind ein Spiegelbild des Lebens und sie können Trost und Wegweiser in scheinbar ausweglosen Situationen sein, denn das Unbewusste versteht die bildhafte Sprache der Märchen und wird durch sie, auch jenseits des Verstandes, angesprochen.

Kraft in der Gemeinschaft finden

Psychologische Studien belegen, dass Menschen mit Schreckensereignissen besser fertig werden, wenn sie über ein stabiles Familiensystem oder ein festes soziales Netz an Freunden verfügen. In dieser Hinsicht können wir viel von anderen Kulturen lernen, in denen Familie und Gemeinschaft einen hohen Stellenwert haben und in schweren Lebenssituationen Rückhalt bieten. Die, auch langfristige, tatkräftige Hilfe und die emotionale Unterstützung durch gemeinsames Beten, Klagen und Trauern erleichtern den Umgang mit dem Entsetzen und dem Schmerz und helfen traumatisierten Menschen, das, was geschehen ist, zu bewältigen und zu überwinden. Sie sind damit nicht allein, sondern können ihr Leid zugehörig, angenommen und getragen von der Gemeinschaft, in der sie leben, teilen. Aktivieren auch Sie wohltuende, verständnisvolle und unterstützende Beziehungen und Kontakte. Das kann innerhalb der Familie und im Freundeskreis sein, aber auch in Gruppen und Gemeinschaften von Menschen, die, vielleicht aus eigener Erfahrung, wissen, was es bedeutet, was Sie erlebt haben und wie Ihnen zumute ist. Belastende Beziehungen und Kontakte hingegen sollten Sie jetzt soweit wie nur irgend möglich begrenzen, reduzieren oder ganz meiden. Das sind zum Beispiel Menschen, die Sie an das Trauma erinnern oder damit verbunden sind und allgemein solche, deren Gegenwart Sie nicht stärkt, sondern anstrengend für Sie ist und sich belastend auswirkt.

Die Heilkraft der Vorstellung nutzen

Unsere eigene Vorstellungskraft hat eine große Macht über unser Erleben und kann eine starke Heilquelle sein. Wenn wir uns eine Situation ganz intensiv vorstellen, dann macht unser Gehirn keinen Unterschied mehr zwischen Vorstellung und Realität. Die gleichen körperlichen, seelischen und geistigen Reaktionen werden hervorgerufen. Das funktioniert auch im Alltag, im Negativen wie im Positiven. Wenn Sie an etwas Deprimierendes denken, stellt sich sofort ein niedergeschlagenes, resigniertes Gefühl ein und wenn Sie sich eine schreckliche Situation ganz genau vorstellen, wird Angst in Ihnen hochkommen, ihr Herz klopft, sie atmen schneller usw.. Wenn Sie jedoch andere Erinnerungen in Ihrem psychischen System wecken und sich genauso konzentriert beruhigende und stärkende Situationen vorstellen, hat dies ebenfalls einen entsprechenden Einfluss auf Ihren Körper, Ihre Gedanken und Ihre Gefühle. Ein grosser Teil der Übungen in diesem Buch macht sich die Kraft der Vorstellung zunutze. Manchmal werden Sie dabei aufgefordert, etwas zu «sehen». Bitte haben Sie dabei nicht den Anspruch an sich selbst, sie müssten dann unbedingt fotografisch genaue Bilder vor Ihrem inneren Auge sehen. Manchen Menschen fällt die genaue bildliche Vorstellung leicht, anderen nicht. Fühlen Sie sich einfach intensiv in die beschriebene Situation ein. Sie machen sich in Ihrer eigenen, persönlichen Form die Fähigkeit zunutze, mit den inneren Sinnen zu sehen, zu hören und zu fühlen. Auch die physischen Augen sehen nicht, sondern übermitteln von Lichtreizen ausgelöste Nervenimpulse an das Gehirn. Das Gehirn ist es, das «sieht», Sie kennen das von Ihren Träumen.

Die Übungen

1. Beruhigung und Entspannung

Folgende Übungen helfen bei aufkommendem Stress und bei beunruhigenden Gefühlen oder Erinnerungen, wobei Sie wahlweise mit dem Atem, dem Körper oder Ihrer Vorstellungskraft arbeiten können. Nehmen Sie sich dafür Zeit und sorgen Sie vorher dafür, dass niemand Sie dabei stört.

Beruhigender Atem (vor allem in akuten Anspannungs- und Erregungs-situationen hilfreich)
Begeben Sie sich sofort an einen (realen) Ort, an dem Sie sich ungestört und wirklich sicher fühlen, und sei dies auch nur das Badezimmer. Blenden Sie alle anderen Eindrücke aus, fokussieren und konzentrieren Sie sich einzig und allein auf Ihre Atmung. Beobachten Sie nur Ihren Atem, nichts sonst. Sie atmen ein, Sie atmen aus, nichts anderes ist jetzt wichtig. Sie müssen gar nichts tun. Versuchen Sie nicht, in Ihren Atemrhythmus einzugreifen, Ihr Atem sorgt für sich selbst. Nun stellen Sie sich vor, wie Sie mit jedem Ein-atmen Sicherheit oder Ruhe oder was immer Sie jetzt im Moment gerade brauchen, aufnehmen und wie Sie mit jedem Ausatmen Angst oder Anspannung abgeben. Nehmen Sie sich Zeit, zur Ruhe zu kommen.

Heilende Farbe
Setzen Sie sich bequem hin. Schließen Sie die Augen und atmen Sie einige Male langsam tief aus und ein. Mit jedem Atemzug entspannt sich Ihr Körper mehr und mehr. Entspannen Sie auch Ihren Geist und lassen Sie Ihre Gedanken vorbeiziehen, ohne an irgendeinem festzuhalten…

Stellen Sie sich nun eine Farbe vor, die für Sie mit Ruhe oder Heilung verbunden ist… Sie sehen jetzt, direkt über Ihrem Scheitel, einen großen Ball aus Licht, der genau in dieser Farbe über Ihnen leuchtet. Nun sehen Sie, wie sich allmählich Licht aus diesem Ball ergießt und sich langsam, mit jedem Einatmen mehr, um Sie herum verbreitet… Sie atmen das Licht tief ein und spüren, wie es nun auch in Ihren Körper einströmt… Das Licht durchströmt nach und nach Ihren ganzen Körper – den Kopf…, den Hals…, die Schultern…, die Arme und Hände…, den Bauch und den Rücken…, das Becken…, die Beine und Füße… Mit jedem Einatmen nehmen Sie mehr von dem heilenden Licht auf… Sie fühlen sich ruhig und entspannt… Und wenn Sie dieses Gefühl eine Zeitlang genossen haben, atmen Sie einige Male tief aus und ein und kehren in Ihrem eige-nen Tempo mit Ihrem Bewusstsein wieder zurück in den Raum, in dem Sie sich befinden.

Das Kopf- / Beinpendel
Sie liegen bequem auf einer Matte auf dem Rücken, die Beine sind ange-zogen, die Füße stehen auf dem Boden. Nun lassen Sie langsam Kopf und Beine wechselseitig zur Seite pendeln. Beim Ausatmen drehen Sie langsam den Kopf nach links und gleichzeitig die Beine nach rechts, so dass die Knie den Boden berühren. Beim Einatmen kommen Sie mit Kopf und Beinen wieder zurück in die Mitte. Beim nächsten Ausatmen drehen Sie den Kopf auf die rechte Seite und gleichzeitig die Beine nach links. Führen Sie die Übung wechselseitig zwei bis drei Minuten lang aus. Lassen Sie sich nicht zu schnelleren Bewegungen antreiben.

2. Stabilität

Wenn Sie sich verunsichert fühlen, unstabil, ohne «Boden unter den Füssen» oder Ihren Körper nicht richtig spüren, hilft es, sich zu «erden».

Erdung

Sie sitzen bequem auf einem Stuhl oder im Schneidersitz auf dem Fußboden. Der Rücken ist gerade. Schließen Sie die Augen, atmen Sie langsam und tief, und zählen Sie dabei von 10 bis 1, bis Sie sich, mit jedem Ausatmen mehr, ganz entspannt fühlen… Stellen Sie sich nun eine lange Schnur vor, die an der Basis Ihrer Wirbelsäule festgemacht ist und durch den Boden hindurch bis tief ins Erdinnere reicht – wie eine Baumwurzel, die sehr weit in den Boden hineingewachsen ist. Auch wenn Sie im fünften Stock über der Erde wohnen, stellen Sie sich vor, dass die Schnur bis nach unten in den wirklichen Boden reicht… Mit jedem Ausatmen fließen Ihre Spannungen (durch Hüfte, Beine, Füße) die Schnur hinunter in den Boden und mit jedem Einatmen spüren Sie, wie die stabile Energie der Erde durch diese Schnur (durch Ihre Fußsohlen, wenn sie auf einem Stuhl sitzen) hoch fließt und weiter durch Ihren ganzen Körper strömt… Nehmen Sie sich Zeit zu spüren, wie der Fluss der Energie in beide Richtungen fließt, wie Sie mit jedem Atemzug Spannung abgeben und mit jedem Einatmen Kraft und Energie aufnehmen.

3. Entlastung

Folgende Übung eignet sich, wenn Sie spüren, wie viel Lasten Sie mit sich tragen, wenn Sie erschöpft sind und alles «zu viel» wird. Sie ermöglicht Ihnen, die Belastungen wenigstens kurzfristig einmal abzulegen und sich eine Erholungspause zum «Auftanken» zu gönnen.

Gepäck ablegen

Stellen Sie sich vor, dass Sie auf einer langen Wanderschaft sind und mit viel Gepäck beladen. Sie sehen, wie sich Ihr Weg vor Ihnen erstreckt und nicht weit entfernt sehen Sie nun ein helles Licht… Sie gehen darauf zu und gelangen zu einem hellen, warmen Platz… Vielleicht ist dort ein Tempel, ein kleiner See, eine Quelle, vielleicht Bäume – was auch immer Ihnen gefällt… Es weht eine sanfte Brise und Sie spüren, dass dies der richtige Ort für Sie ist, um Ihr Gepäck eine Weile abzulegen und ein wenig auszuruhen. Und Sie legen Ihr Gepäck an den Rand des hellen Platzes. Sie finden auch eine passende Möglichkeit, sich hinzusetzen und auszuruhen. Sie spüren Sonne und Wind angenehm auf Ihrer Haut und Sie nehmen nach und nach die Ruhe und Harmonie dieses Ortes in sich auf… Sie spüren, wie leicht und wohl Sie sich hier fühlen und Sie nehmen sich Zeit, dieses Gefühl zu genießen… Nach einer Weile beschließen Sie, allmählich Ihr Gepäck wieder aufzunehmen und weiterzugehen. Sie wissen, dass Sie jederzeit an diesen Ort zurückkehren können. Nun gehen Sie zu Ihrem Gepäck am Rande des Platzes. Sie überlegen, ob Sie alles davon auf Ihren weiteren Weg mitnehmen möchten, oder ob es Dinge gibt, die Sie nicht mehr brauchen… Aber vielleicht möchten Sie auch alles wieder mitnehmen. Setzen Sie dann mit dem Gepäck, das Sie noch brauchen, Ihre Wanderung fort… Atmen Sie ein paar Mal tief aus und ein und kehren Sie dann in Ihrem eigenen Tempo mit Ihrer Aufmerksamkeit wieder zurück in den Raum, in dem Sie sich befinden.

4. Stärkung / Unterstützung
Von gutem Einfluss, wenn Sie sich verzagt, schwach und verunsichert fühlen sind, sind:

Stärkende Symbole
Stellen Sie Gegenstände und Symbole zusammen, die Kraftvolles, Stärkendes und Heilsames für Sie repräsentieren oder symbolisieren. Das können besondere Steine sein, Federn, Farben, Fotos, Bilder und Zeichnungen, Texte, Gedichte und Gebete, was auch immer Ihre persönlichen Symbole von Stärke und Hoffnung sein mögen. Arrangieren Sie alles auf einem speziellen Tisch oder Tablett oder, je nachdem, zu einer Collage. Legen oder kleben Sie ein Foto von sich selbst in die Mitte des Arrangements. Was bedeuten diese Gegenstände für Sie, was teilen sie Ihnen mit? Nehmen Sie sich Zeit, Ihre stärkenden Symbole zu betrachten und sie auf sich wirken zu lassen, meditieren Sie darüber, oder gehen in Ihrer eigenen Form eine bewusste Verbindung mit ihnen ein, zum Beispiel, indem Sie dazu malen, tanzen oder schreiben.

7.1 Körperliches Wohlbefinden

Der Körper ist immer direkt und zentral vom Trauma betroffen, sei es, dass er direkt verletzt wird aber auch durch nicht sichtbare, zum Beispiel durch neurobiologische Veränderungen. Er hat sein eigenes Gedächtnissystem und so bewahrt auch er die Erinnerung an die traumatische Situation – den Schmerz, die Angst und die Anspannung – über die traumatische Situation hinaus. Aus diesem Grund sind nach einem traumatischen Erlebnis zwei Dinge wichtig, nämlich:

1. Ein fürsorglicher und sorgsamer Umgang mit dem Körper.
2. Der aktive Umgang mit Schmerz- und Verspannungszuständen.

Im Unterschied zur traumatischen Situation kann so der Körper wieder als Quelle von Kraft, Lebendigkeit und Genuss erlebt werden und sich aus seiner andauernden Anspannung lösen. So sind nach einem Trauma alle körpertherapeutischen Maßnahmen wertvoll, die zu einer Zunahme von Entspannungsfähigkeit, zu einem Rückgang von Schmerzen und zu einer allgemeinen Verbesserung des Körpergefühls beitragen.

1. Sorgsamer Umgang mit dem Körper

Ermöglichen Sie Ihrem Körper wohltuende Erfahrungen und verstärken Sie alle Maßnahmen, die zu Ihrem allgemeinen körperlichen Wohlbefinden beitragen.

Bewegung

Gezielte, aber entspannte Formen der Bewegung tun gut, wie vorne bei den allgemeinen Hinweisen beschrieben.

Entspannung

Es gibt aktive und passive Formen der Entspannung. Spüren Sie in sich hinein, was je nach Typ, Zeitpunkt und Situation für Sie passt. Aktive Formen der Entspannung sind zum Beispiel Gartenarbeit, Spaziergänge und Ausflüge, Tanzen oder Schwimmen. Passive Formen der Entspannung sind Baden oder Sonnen, Meditation und Gebet, das Lesen. Versuchen Sie die Übung «Heilende Farbe», wie sie vorne beschrieben ist oder die Übung «Muskelentspannung».

Ernährung

Traumatische Erfahrungen bewirken eine Überhöhung der Säurewerte im Blut. Diese sollten ausgeglichen und allgemein die körperlichen Abwehrkräfte gestärkt werden. Bevorzugen Sie jetzt basische und fettarme Lebensmittel wie Kartoffeln, Reis, Gemüse, Obst und Salate, (fettarmen) Fisch sowie naturbelassene pflanzliche Fette. Meiden Sie Fleisch und Wurst, frittierte Lebensmittel sowie belebende Getränke wie Kaffee und Alkohol. Verwenden Sie Honig oder Rohrzucker anstelle von raffiniertem Zucker und nehmen Sie statt Süßigkeiten lieber Früchte zu sich.

2. Aktiver Umgang mit Schmerz und Verspannungen

Der Körper speichert die Erinnerung an die traumatische Situation, die Angst, die Schmerzen, die Anspannung. Viele Übungen in diesem Buch dienen der körperlichen und seelischen Beruhigung bei aufkommendem Stress und dem Lösen innerer und körperlicher Verspannungen. Darüber hinaus lohnt es sich jedoch, die «Sprache des Körpers», die Mitteilungen, die in den körperlichen Angstanzeichen und Schmerzzuständen liegen, zu verstehen und zu entschlüsseln. Schmerzzustände wie Kopf- oder Magenschmerzen und Verspannungen, zum Beispiel in Schultern oder Rücken, drücken häufig Aspekte des Traumas aus, die noch nicht bewusst wahrgenommen wurden. Werden sie einmal bewusst wahrgenommen und ausgedrückt, lassen häufig die körperlichen Schmerzen nach. Frau H. litt immer wieder unter starken Magenschmerzen. Sie erlebte diese als aus «heiterem Himmel» kommend. Die Schmerzen aber teilten ihr mit: «Mir liegt etwas auf dem Magen, was ich nicht verdauen kann». Bei bewusster Beobachtung zeigte sich dann, dass sie meist dann auftraten, wenn Frau H. laute Männerstimmen hörte, zum Beispiel, wenn ihr Mann oder andere Männer in Diskussionen die Stimme erhoben. Das löste, ihr nicht bewusst, die Erinnerung an ihren schlagenden Vater aus und erweckte Gefühle von Angst und Abscheu. Nachdem Frau H. diese Zusammenhänge erkannte und bewusst unterscheiden konnte, dass zwar die «laute Stimme» ähnlich, aber die Situationen von jetzt und «damals» ganz verschieden waren, hörten auch die Magenschmerzen auf.

Die Übungen

1. Das Schmerz-Tagebuch
Führen Sie sieben Tage lang ein Schmerz-Tagebuch und beobachten Sie:

1. In / nach welchen Situationen tritt der Schmerz auf bzw. verstärkt sich?
   Ein Beispiel: Die Nacken- und Schulterschmerzen beim Opfer eines Schleudertraumas, verstärken sich … «wenn mein Chef mir zu viel Arbeit gibt, besonders, wenn plötzlich und unvorbereitet».
2. Entschlüsseln Sie die Mitteilung des Körpers.
   «Zu viel Druck, zu schweres Gewicht, eine zu grosse Last»
3. Versprachlichen Sie Ihre Erfahrung und drücken Sie sie in Worten aus.
   «Ich schaffe das nicht, bin dem nicht gewachsen, es ist zu viel.»
4. Drücken Sie die dazugehörigen Gefühle aus.
   «Ich fühle mich überwältigt und hilflos, ich habe Angst.»
5. Vergleichen Sie nun die aktuelle(n) Situation(en) mit der traumatischen Situation. Was ist ähnlich? Was ist jetzt anders?
   «Der Druck und das Gefühl von Ohnmacht ist gleich.» «Es ist aber jetzt eine andere Situation und ich kann jetzt auch wirksam eingreifen, um sie zu verändern.»

2. Muskelentspannung
Diese Übung können Sie am besten im Liegen ausführen. Legen Sie sich auf eine warme Decke an einen möglichst stillen Ort. Sie sollten sich eine Viertelstunde Zeit gönnen. Atmen Sie tief und ruhig durch, möglichst mit Bauchatmung. Um zu kontrollieren, dass Sie wirklich über den Bauch atmen, legen Sie eine Hand auf Ihre Bauchdecke und atmen Sie «gegen die Hand an». So können Sie bemerken, wie sich Ihr Bauch bei jedem Atemzug hebt und senkt… Seien Sie sich bewusst, dass der Boden Ihr ganzes Gewicht trägt und dass Sie sich ihm überlassen können. Spüren Sie dann

Ihren Kopf am Boden liegen. Versuchen Sie, ihn noch mehr loszulassen. Stellen Sie sich vor, wie Sie sich ganz dem Boden anheim geben… Alle Spannungen fließen ab in den Boden, alle Gedanken dazu… Richten Sie Ihre Aufmerksamkeit nun auf Ihren Hals. Lassen Sie ihn auch, obwohl er Abstand vom Boden hat, sinken… Gehen Sie dann mit Ihrem Bewusstsein zu Ihren Schultern. Lassen Sie sie einfach los. Alle Verspannungen, die Sie vielleicht fühlen oder von denen Sie wissen, lösen sich. Alle Lasten, die Sie auf Ihren Schultern tragen, alle Sorgen, alle Ängste, einfach alles – geben Sie es ab an den Boden… Auch Ihre Arme und Hände lassen Sie noch mehr zu Boden sinken. Sie sind ganz gelöst und doch wach und lebendig… Lassen Sie dann auch Ihren ganzen Rücken los. Alle Verspannungen dürfen zum Boden abfließen. Auch die Wirbelsäule darf zum Boden sinken. Legen Sie Wirbel für Wirbel Ihrer 12 Brustwirbel bewusst auf den Boden ab und auch die 5 Lendenwirbel. Spüren Sie nun, wie Ihr ganzer Rücken breit und gelöst auf dem Boden ruht… Jetzt sind Sie bei Ihrem Becken angelangt. Spüren Sie es am Boden. Lassen Sie Ihr Kreuzbein mehr und mehr sinken… Spüren Sie jetzt, wie aus Ihrem Becken heraus Ihre Beine am Boden liegen. Lassen Sie sie noch mehr sinken. Geben Sie alle Verspannungen ab, die Sie vielleicht irgendwo spüren. Legen Sie Ihr Bewusstsein einige Augenblicke auf Ihre Fersen und lassen Sie sie noch mehr sinken… Nun ruhen Sie eine Weile und geben sich der Stille und dem Gefühl der Entspannung hin…

3. Stabilität und Standfestigkeit

Ihre körperliche Haltung wirkt sich auf Ihre Gefühle, Ihre Gedanken und Ihr Selbstvertrauen aus (wie auch umgekehrt). Innere und äußere Haltung gehören zusammen.

Stehen Sie aufrecht, die Knie nicht durchgedrückt, sondern leicht gelockert, die Füße etwas auseinander. Schauen Sie mit geradem Blick nach vorne. Entspannen Sie Ihre Schultern und lassen Sie sie nach unten und nach hinten sinken… Nehmen Sie den Kontakt Ihrer Füße zum Boden wahr und spüren Sie, wie der Boden Sie trägt… Nehmen Sie sich Zeit und atmen Sie ruhig und bewusst aus und ein…Verwurzeln Sie sich über beide Füße fest in der Erde… und spüren Sie nun, wie Sie, wie von einem feinen Faden gezogen, aus Ihrer Wirbelsäule hinaus gerade in die Höhe wachsen, über Ihren Scheitelpunkt hinaus in den Himmel… Bleiben Sie eine Weile in dieser Haltung und spüren Sie, wie Sie fest in der Erde verwurzelt sind und in die Höhe wachsen… Ca. drei Fingerbreit unter Ihrem Bauchnabel befindet sich Ihr körperliches Kraftzentrum, Ihre Mitte. Atmen Sie nun bewusst in Ihre Mitte und spüren Sie dabei Ihrem Körpergefühl nach…

7.2 Umgang mit belastenden Erinnerungen / dem Wiedererleben

Im Informationsteil des Buches haben wir das unwillkürliche Wiedererleben der traumatischen Situation in belastenden Erinnerungsbildern und Rückblenden als mögliche Folge eines Traumas bereits kennen gelernt. Die folgenden Übungen dienen dazu, aktiv eingreifen zu können, um einen Rückgang an Häufigkeit und Intensität der belastenden Bilder zu erreichen. Dazu helfen Möglichkeiten und Maßnahmen der (Selbst-)Beruhigung und zur Distanzierung von den belastenden Bildern. Zunächst einmal ist wichtig, sich zu vergegenwärtigen, dass die Erinnerungsbilder zum normalen Verarbeitungsprozess gehören. Sie lassen sich nicht willentlich vermeiden und verdrängen, aber sie lassen im Allgemeinen mit der Zeit nach, wenn man das Phänomen akzeptiert. Es gibt allerdings die Möglichkeit, sie zu unterbrechen oder sich seelisch davon zu distanzieren.

Sie können erinnerungsauslösende Situationen *identifizieren*, damit Sie bewusst aktiv eingreifen können.

Sie können sich gezielt durch eine Umkonzentration Ihrer Aufmerksamkeit *ablenken*.

Sie können lernen, willentlich ein Sicherheitsgefühl hervorzurufen und sich selbst zu *beruhigen* und zu trösten.

Identifizieren erinnerungsauslösender Situationen

Lernen Sie die Auslöser für quälende Bilder und Erinnerungen kennen. Erfolgreich kann man sich nur dann gegen etwas wehren, wenn man es kennt und einschätzen kann. Führen Sie über eine Woche hinweg ein *Tagebuch*, in dem Sie notieren zu welchem Zeitpunkt und in welcher Situation welche Erinnerungen und Bilder auftauchen. Stufen Sie dabei Ihre jeweilige Belastung auf einer Skala von 1 bis 10 ein, wobei 1 kaum belastend wäre und 10 eine maximale Belastung darstellt. Meiden Sie vorläufig Situationen mit hohem Wert, bereiten Sie sich mental auf andere vor und dosieren Sie die erinnerungsauslösenden Situationen. Wenden Sie auch gezielt Strategien und Übungen zur Beruhigung, Ablenkung und Distanzierung an.

Sinnlose Wörter

Als Ablenkungstechnik in einer aktuellen Situation können Sie sinnlose Silben oder Wörter erfinden und laut aussprechen. Sie sollten, wegen des Rhythmus, möglichst dreisilbig sein und sie sollten angenehm und beruhigend klingen. Setzen Sie sich solche sinnlosen Wörter nach eigener Fantasie zusammen, damit sie Ihnen im Bedarfsfall zur Verfügung stehen. Sie können auch einfache Rechenaufgaben im Kopf lösen.

Bewusstes Atmen

Konzentrieren Sie sich auf Ihre Atmung und versuchen Sie, langsam und tief durch in Ihren Bauch zu atmen. Sie atmen dabei durch die Nase ein und durch die Nase aus. Legen Sie eine Hand auf Ihren Bauch und atmen Sie gegen die Hand an. Sie können sich dabei auch vorstellen, eine Farbe einzuatmen, die für Sie mit Ruhe und Gelassenheit verbunden ist.

Begütigendes Zureden

Sprechen Sie zu sich selbst, wie Sie es zu einem Kind tun würden, das erschreckt und verängstigt ist. Was würden Sie ihm sagen, um es zu beruhigen und zu trösten?

Die Übungen

Die folgenden Übungen sind bekannt aus der Psychotherapie von Traumastörungen

1. Beruhigung / Entspannung
Zur Ablenkung, Beruhigung, um das innere Gleichgewicht wieder zu finden

Beruhigende Vorstellungsbilder
…als ein Gegengewicht zu aufsteigenden Schreckensbildern.

Setzen oder legen Sie sich bequem hin. Wählen Sie sich ein Bild von einer Situation in Ihrem Leben, in der Sie vollkommene Ruhe und Sicherheit erlebt haben. Sie können auch ein Wort oder einen kurzen Satz aussuchen, auf die Sie sich konzentrieren wollen und die auf Sie beruhigend und entspannend wirken. Zum Beispiel «Ruhe» oder «Frieden» oder «ich bin ganz ruhig». Es kann auch ein Ton sein (z. B. Meeresrauschen) oder ein Bild (z. B. eine Waldlichtung in der Abendsonne). Atmen Sie leicht und natürlich durch die Nase. Beim Ausatmen stellen Sie sich Ihr Bild vor oder sprechen Ihren Satz. Tun Sie das ca. 10 Minuten lang und bleiben Sie anschließend noch eine Weile ruhig sitzen oder liegen. Wenn Sie zwischendurch von anderen Gedanken abgelenkt werden, lassen Sie diese kommen und gehen wie Wolken, die vorüberziehen. Üben Sie 2 bis 3 Mal täglich. Sobald nun belastende Bilder auftauchen, «schalten Sie um» auf das innere Vorstellungsbild oder Ihren Satz. Wechseln Sie zwischen den belastenden Bildern und den beruhigenden Vorstellungen hin und her.

Der Sichere Ort
Setzen oder legen Sie sich bequem hin. Schließen Sie die Augen und stellen Sie sich einen Ort vor, an dem Sie sich vollkommen geborgen und sicher fühlen … Dieser Ort kann in einer schönen Naturlandschaft sein – auf einer Wiese, im Wald, am Meer oder, wenn Sie das wollen, auch gar

nicht auf der Erde. Es kann jeder beliebige Ort sein, an dem Sie sich wohl, sicher und geborgen fühlen. Erforschen Sie dann Ihre Umgebung mit den Augen, spüren Sie die Luft, die sich dort bewegt, nehmen Sie die Geräusche wahr und die Gerüche, die Sie umgeben…Vielleicht möchten Sie noch die Temperatur verändern oder den Ort so ausgestalten, dass Sie sich dort noch wohler und geborgener fühlen. Sie können sich einen Unterschlupf bauen, ein Haus oder eine Höhle … oder auch die Landschaft verändern, bis alles optimal behaglich und stimmig für Sie ist… Verbleiben Sie nun solange Sie möchten und solange es Ihnen angenehm ist, an Ihrem Sicheren Ort… Erst wenn Sie sich lange genug ausgeruht und erfrischt haben, kehren Sie langsam in Ihrem eigenen Tempo mit Ihrer Aufmerksamkeit zurück in den Raum, in dem Sie sich befinden.

2. Distanzierung / Entlastung
…von quälenden negativen Bildern und Erinnerungen

Die Screen-Technik
Hier versuchen Sie, die beunruhigenden Bilder vor Ihrem inneren Auge wie als Bilder eines Films zu sehen, bei dem Sie Zuschauer sind. Als Zuschauer sehen Sie sich dabei so, als seien Sie eine andere Person, die dort erscheint, Sie sehen also nicht sich selbst, sondern «eine Frau» oder «einen Mann». Setzen Sie sich bequem hin und schließen Sie die Augen. Vor Ihrem inneren Auge sehen Sie jetzt einen Video-Bildschirm. Die Fernbedienung dazu haben Sie in der Hand. Eingelegt in das Gerät ist eine Video-Kassette. Sobald Sie auf «Start» drücken, sehen Sie auf dem Bildschirm die Trauma – Bilder oder den Trauma – Film vor sich. Üben Sie das bitte zunächst mit einzelnen Bildern, die Sie am wenigsten beunruhigen. Gehen Sie auch nicht tief in Ihr Gefühl hinein, denken Sie immer daran, es ist ein Film, den Sie von außen anschauen. Sie sind der Beobachter. Mit Ihrer Fernbedienung können Sie den Ablauf des Films jederzeit kontrollieren und regulieren; vielleicht möchten Sie zunächst das Bild / die Bilder nur in schwarz-weiß und ohne Ton sehen oder sie kleiner oder größer machen. Sie können auch ein einzelnes Bild mit der Standbildtaste anhalten, bis Sie sich daran gewöhnt haben und weiterfahren können und wollen. Sie können natürlich auch jederzeit, wann immer Sie möchten den Bildschirm ganz abschalten. Anschliessend können Sie die Bilder / die Kassette in einen Tresor packen und wegschließen, wie unten beschrieben, und eine Übung zu Beruhigung und Entspannung durchführen.

Die Tresor-Übung
Mit Hilfe dieser Vorstellungsübung können Sie das, was Sie belastet und momentan überfordert, seien das Erinnerungen, Bilder oder Gedanken, erst einmal «wegpacken», um sich ein wenig erholen zu können.

Stellen Sie sich einen großen, sicheren Tresor vor, aus Stahl oder aus Eisen. Er ist so groß, dass Sie hineingehen können… Darin befinden sich viele Regale und Schubladen. Sie können dort alles Unangenehme und Belastende, mit dem Sie im Moment nicht fertig werden, deponieren. Hier ist es sicher aufbewahrt, bis Sie sich wieder damit beschäftigen können oder wollen… Stellen Sie sich nun vor, wie Sie die Video-Kassette oder anderes belastendes Material in einen Kasten oder stabilen Karton tun und wie Sie ihn dann ganz weit hinten in einem Regal oder einer Schublade versorgen. Anschließend verlassen Sie den Safe und ziehen die schwere Stahltür energisch und deutlich hörbar hinter sich zu. Sie schließen den Tresor ab und verwahren den Schlüssel an einem sicheren Ort.

7.3 Umgehen mit Angst und Vermeidung

Angst

Ein Trauma ist immer mit Angst oder Panik verbunden und häufig dauern sie, ganz offensichtlich oder als seelisches Hintergrundgefühl, über die traumatische Situation hinaus an. Da ist zum Beispiel die Angst, dass jederzeit, im nächsten Moment, wieder Schreckliches passieren könne, es gibt die Angst vor den Erinnerungen und dem Wiedererleben, die Angst vor den eigenen belastenden und unberechenbaren Gefühlen, die Angst vor der Angst. Damit die traumaerzeugten Ängste das Leben nicht dauerhaft beherrschen ist es sinnvoll, sich ihnen zu stellen und ihnen aktiv zu begegnen, das aber in bewussten und bewältigbaren Schritten. Es ist ähnlich wie im Märchen – sobald sich der Held, die Heldin bewusst der Konfrontation mit dem Unheimlichen stellen, den Monstern und Ungeheuern begegnen und ihnen in die Augen schauen, verlieren die ihre Macht und vermeintliche Überlegenheit. So ist es wichtig nicht die Augen davor zu verschließen, sondern zu verstehen und zu *akzeptieren,* dass Angst und dass Ängste da sind, das ist nach einem traumatischen Erlebnis ganz natürlich. Dann können wir die Angst *beobachten,* damit sie uns nicht gänzlich unvorbereitet überfallen kann. Nutzen Sie Ihr inneres «Frühwarnsystem», über das jeder Mensch verfügt, und nehmen Sie Signale, zum Beispiel in Form der körperlichen Angstanzeichen wahr. Sie nähern sich potenziellen Angst auslösenden Situationen wenn Sie eine aufkommende innere Unruhe verspüren, der Herzschlag sich beschleunigt, wenn Sie anfangen, schneller zu atmen und Ihre Muskeln sich verspannen oder wenn Sie einfach ein «schlechtes Gefühl in der Magengegend» haben. Ihr Körper gibt Ihnen wertvolle «instinktive» Hinweise, noch ehe die Information, z. B. «Gefahr naht», Ihr bewusstes

Gehirn erreicht. So sind Sie besser vorbereitet und können schon wirksam eingreifen und *handeln*, ehe die Angst Sie ganz überwältigt hat. Einige Strategien und Übungen zum Ablenken und zur Selbstberuhigung haben Sie in den vorigen Kapiteln ja schon kennen gelernt.

Bewusstes Ablenken

Benutzen Sie dazu Ihre eigenen individuellen Strategien, die Sie in Ihrer persönlichen Liste zusammengestellt haben, versuchen Sie die Sinnlosigkeitsübung oder begeben Sie sich innerlich an Ihren «Sicheren Ort».

Selbstberuhigung

Vergegenwärtigen Sie sich eine Situation, in der Sie sich stabil, standfest, ruhig und selbst-sicher gefühlt haben. Malen Sie sich diese Situation ganz genau und detailliert aus. Sie können auch beruhigend und tröstend zu sich selbst sprechen, wie im letzten Kapitel beschrieben oder die Erdungsübung probieren. Hilfreich ist hier auch:

Bewusstes Atmen

Angst ist mit Hyperventilation, einer sehr schnellen Atmung, verbunden. Um Ihren Atem zu beruhigen, können Sie den «*Sicherheitsatem*» einsetzen, indem Sie sich auf Ihre Atmung konzentrieren und sich bei jedem Einatmen vorstellen, Ruhe und Sicherheit einzuatmen. Beim Ausatmen stellen Sie sich vor, Angst auszuatmen. Hilfreich ist auch eine bewusste Konzentration auf die *Bauchatmung*. Sie atmen dabei langsam und tief durch die Nase ein und auch wieder aus. Ihre Hand liegt leicht auf Ihrem Bauch; beim Einatmen spüren Sie, wie sich Ihr Bauch ausdehnt, beim Ausatmen zieht er sich zusammen.

Die Übungen

1. Das Angst-Tagebuch

Diese Übung hilft, die Angst kennen zu lernen, sie zu verstehen und sie bewältigen zu können. Führen Sie sieben Tage lang ein Angst-Tagebuch und folgen Sie dabei den folgenden Schritten:

1. Beobachten Sie, in welchen Situationen genau Angstgefühle oder Panik auf treten. In welchem Ausmaß ist das jeweils der Fall? Bitte listen Sie alle Angstsituationen täglich auf, auch die «leisen». *Sie stellen dann zum Beispiel fest, dass Menschenmengen in Ihnen Angst auslösen.*
2. Versprachlichen Sie Ihre Angstgefühle, um bei unserem Beispiel zu bleiben: «*Es ist eine unüberschaubare und unkontrollierbare Situation. Es könnte jederzeit etwas Schlimmes passieren und ich wäre völlig unvorbereitet.*»

3. Drücken Sie Ihr Gefühl aus. Beispiel: *«Diese Vorstellung macht mir panische Angst.»*
4. Vergleichen Sie die Situation jetzt mit der Trauma-Situation und unter-scheiden Sie, was ähnlich ist und was anders. Welche Möglichkeit, in die Situation einzugreifen und sie zu verändern haben Sie, im Unterschied zu «damals», jetzt? Beispiel: *«Ich kann mir vorläufig kleinere Geschäfte zum Einkaufen aussuchen oder zu ruhigeren Zeiten einkaufen gehen. Und ich kann jederzeit weg gehen wenn ich merke, dass es mir zuviel wird.»*

2. Die signalgeprägte Entspannung

Hier können Sie lernen, sich in Angst auslösenden Situationen bewusst und aktiv zu entspannen. Bitte üben Sie die vier Schritte täglich, vielleicht erst einmal in der Vorstellung und dann in der realen Lebenssituation, so dass der Prozess Ihnen «in Fleisch und Blut» übergeht.

1. Sobald Sie erste (körperliche) Angstanzeichen oder Angstgedanken aufkommen spüren, sagen Sie sich bewusst, gerne auch laut, «ich unterbreche jetzt die Angst und löse Entspannung aus». Dazu wählen Sie ein Signal, das kann ein bestimmtes Wort sein oder eine leichte Berührung, z. B. indem Sie Ihr Handgelenk berühren. Setzen Sie immer das gleiche Signal.
2. Dann sagen Sie sich «Ich löse Entspannung aus und atme 3 bis 4 Mal tief in mein Zwerchfell». Atmen Sie also drei bis vier Mal gut durch und beim Ausatmen stellen Sie sich jeweils vor, dass Sie Angst ausatmen.
3. Beruhigen Sie sich selbst mit Worten oder kurzen Sätzen (z. B. «Ent-spannung, ruhig, warm»), mit beruhigenden bildlichen Vorstellungen (z. B. Strand, Wald, Bergwiese) oder durch eine bewusste körperliche Entspannung, z. B., Sie die Schultern nach unten und nach hin-ten fallenlassen. Sie können sich auch positive Aussagen ins Gedächtnis rufen wie z. B. «Das Gefühl hat mit der gegenwärtigen Situation nichts zu tun. Es ist unangenehm, wird aber bald vorübergehen.» Wählen Sie aus, was Ihnen am liebsten ist, aber bleiben Sie dann dabei.
4. Anschließend lenken Sie sich bewusst ab. Sie lenken dazu konzentriert Ihre Aufmerksamkeit um und auf einen Gegenstand in Ihrer Umge-bung, auf den Hut der Frau nebenan, auf den Baum vor Ihnen, auf das spielende Kind. Egal was, es sollte aber ein angenehmer Anblick sein. Beobachten Sie Ihr Objekt genau, sehen Sie die Farben, hören Sie die Geräusche, berühren Sie es, wenn möglich.

3. Angstträume verändern

- Schreiben Sie Ihren Angsttraum genau auf und verändern Sie ihn dann in jeder gewünschten Weise, zum Beispiel, indem Sie das Ende anders gestalten.

- Schreiben Sie die geänderte Version auf.
- Führen Sie dann, z. B. durch Muskelentspannung, einen Entspannungszustand herbei.
- Im Entspannungszustand lassen Sie nun die geänderte Version vor Ihrem inneren Auge (mehrfach) vor sich ablaufen.

Üben Sie einmal täglich an drei aufeinander folgenden Tagen nach dem Angsttraum oder bis der Traum verschwindet.

Vermeidung

Wie Sie schon erfahren haben, ist nach traumatischen Erfahrungen die Vermeidung von bestimmten Menschen oder Situationen, aber auch von bestimmten Gefühlen und Erinnerungen, die Angst auslösen könnten, ein normaler und verständlicher Schutzmechanismus. Man will sich nicht mehr dem aussetzen, was Angst macht und hat Angst, dass dann alles nur noch schlimmer wird. Andrerseits ist es sinnvoll, das Vermeidungsverhalten so schnell wie möglich zu überwinden, ehe es sich «festsetzt» oder sogar noch ausbreitet. Deswegen müssen Militärpiloten nach einem Absturz so schnell wie möglich wieder fliegen und sollten Zivilisten nach einem Sturz vom Fahrrad so schnell wie möglich wieder aufsteigen. Die Vermeidung ist tückisch und hat, wie schon besprochen, die Tendenz, sich auszuweiten. Ein Beispiel hier ist eine Frau, die Opfer eines Zugunglücks wurde. Danach kann sie nicht mehr Zug fahren oder überhaupt nur einen Bahnhof betreten. Es ist mit überwältigender Angst verbunden. Sie kann auch nichts mehr lesen, keine Zeitung, kein Buch, worin Züge vorkommen, keine entsprechenden Filme sehen, und auch Gespräche in dem Zusammenhang wühlen sie auf. Das Vermeidungsverhalten weitet sich auf Straßenbahnen aus und schließlich ist die Möglichkeit, sich überhaupt öffentlich zu bewegen, so stark eingeschränkt, dass der Verlust ihres Arbeitsplatzes droht, den sie nicht zu Fuß erreichen kann. Dies ist ein plastisches Beispiel dafür, wie sich das Vermeiden negativ auf den Alltag und auf die gesamte Lebensführung auswirken kann. Versuchen Sie also, Schritte der (allmählichen) Annäherung an das Gefürchtete zu wagen und so das Vermeidungsverhalten langsam zu überwinden

1. *Beobachten* Sie zunächst, welche Situationen oder Erinnerungen Sie vermeiden und auch, wie Sie das tun, Ihre persönlichen Vermeidungsstrategien.
2. Versuchen Sie dann eine *kontrollierte Annäherung* bzw. *Gewöhnung* an die Situation. Ihr ganzer Organismus muss schrittweise davon überzeugt werden, dass in der aktuellen Situation keine Gefahr droht.

Übung

Allmähliche Annäherung

Hier lernen Sie, wie Sie sich an gefürchtete Situationen langsam und in «verdaubaren» Schritten, wieder annähern können.

- Versetzen Sie sich in einen Zustand der Entspannung
- Nun stellen Sie sich imaginativ und detailliert die gefürchtete Situation vor. Den ganzen Ablauf in genauen einzelnen Schritten. Um bei unserem Beispiel zu bleiben: Sie stellen sich ganz genau und detailliert vor, wie Sie vor dem Bahnhof stehen und ihn betrachten. Lassen Sie sich Zeit. Dann betreten Sie die Halle. Vielleicht müssen Sie erst durch eine Unterführung hindurchgehen. Anschließend gehen Sie die Treppe hoch und sehen den Zug auf dem Bahngleis vor sich stehen. Usw., jeden einzelnen kleinen Schritt des Ablaufs, ganz detailliert, bis Sie fahren… und schließlich ankommen, aussteigen und bis Sie schlussendlich den Bahnhof verlassen haben. Lassen Sie sich für jeden Schritt Zeit, beobachten Sie alles genau, bis Sie sich an jedes einzelne Bild gewöhnt haben. Sobald zu starker Stress aufkommt oder die Angst so groß wird, dass Sie befürchten, nicht mehr damit umgehen zu können, stoppen Sie bitte bei dem Bild, an dem Sie gerade sind, und schalten Sie eine Entspannungsübung ein. Warten Sie mit dem nächsten Schritt, bis Sie sich an die Angst auslösende Situation gewöhnt haben und die Angst verschwunden oder zu bewältigen ist.
- Können Sie die Situation in der Vorstellung bewältigen, wagen Sie sich an die Realität. Tun Sie das zunächst unter leichteren Bedingungen, zum Beispiel in Begleitung und nicht zu Hauptverkehrszeiten. Auch hier gilt: sobald Stress und Angst zu groß werden, unterbrechen Sie den Ablauf. Entspannen Sie und tun Sie den nächsten Schritt erst, wenn Sie sich an die vorigen gewöhnt haben und die Angst gedämpft oder verschwunden ist.

7.4 Umgehen mit belastenden Gefühlen

Häufig fällt es nach einem Trauma schwer, innere Zustände und intensive Gefühle zu regulieren und zu kontrollieren. Die starken Gefühle, die zum Trauma gehören, können sich heftig und bedrängend, unkontrollierbar und überschiessend äußern oder sie sind, im Gegenteil, unterdrückt und werden gar nicht gespürt. Typische Gefühlszustände nach einem Trauma sind:

- Reizbarkeit, Zorn, Wut
- Niedergeschlagenheit, Hoffnungslosigkeit
- Scham- und Schuldgefühle

Es ist sinnvoll, solche traumatisch bedingten Gefühle wahrzunehmen, mit ihnen in Kontakt zu kommen und sie unterscheiden zu lernen. Erst dann nämlich ist es möglich, bewusst und aktiv mit ihnen umzugehen, dass sie die Persönlichkeit und das Lebensgefühl nicht mehr beherrschen.

Unangenehmen Gefühlen eine Gestalt geben

Wie würde Ihr belastendes Gefühl aussehen, wenn es eine Gestalt hätte? Lassen Sie das Bild, das dazu in Ihnen entsteht, lebendig werden… Dann können Sie einen Dialog mit der Gestalt beginnen, sie zum Beispiel fragen, warum sie da ist und ob sie Ihnen etwas mitzuteilen hat. Hören Sie auf die Antworten aus Ihrem Inneren… Was denken Sie darüber?

Einen Brief an das unangenehme Gefühl schreiben

Eine andere Möglichkeit ist die, einen Brief an das unangenehme Gefühl zu schreiben. Sie können ihm schildern, was es in Ihrem Leben bewirkt und es fragen, warum es da ist und was es Ihnen zu sagen hat. Schreiben Sie anschließend eine Rückantwort. Überlegen und zensurieren Sie nicht. Schreiben Sie einfach spontan alles auf, was Ihnen in den Sinn kommt.

Das unangenehme Gefühl wegschicken

Stellen Sie sich ein Haus mit vielen Zimmern vor. Jedes Zimmer in diesem Haus ist der Wohnort eines bestimmten Gefühls. Es gibt ein Zimmer des Schmerzes, eines des Zorns, eins der Trauer, aber es befinden sich auch Zimmer der Leichtigkeit, des Glücks, der Freude dort. Wenn das unangenehme Gefühl auftaucht, können Sie es energisch zurück in sein Zimmer verweisen. Sagen Sie ihm, dass Sie im Moment keine Zeit haben und schicken Sie es dorthin zurück.

Reizbarkeit, Zorn, Wut

Wut ist, und da ist sie der Angst sehr ähnlich, ebenfalls eine Reaktion auf Bedrohung. Wut bewirkt, dass wir uns mit der Bedrohung konfrontieren und sie beseitigen wollen, Angst bewirkt, dass wir ihr ausweichen und fliehen, wenn es möglich ist. Manchmal werden beide verwechselt; man fühlt sich ängstlich, ist aber eigentlich wütend oder man hat einen Wutausbruch, ist aber eigentlich verängstigt. Zorn ist, wenn er in die richtigen Bahnen gelenkt werden kann, durchaus eine auch positive Kraft. Er verhilft zu Antrieb, zu Energie, zu Entschlossenheit und Durchsetzungskraft. Nach einem Trauma äußern sich Zorn und Wut jedoch häufig in belastender Form, sind heftig, bedrängend, treten scheinbar ohne Anlass auf und sind dann gänzlich unkontrollierbar. Andererseits kommt es vor, besonders bei Beziehungs- und Kindheitstraumata, dass Zorn und Wut gar nicht gespürt, nicht eingestanden und nicht zugelassen werden können. Man konnte es sich schon immer nicht leisten, so zu fühlen oder gar diesen Gefühlen Ausdruck zu verleihen. Trotzdem besteht das Gefühl weiter und führt zu wachsendem innerem Druck. Die traumabezogene Wut kann sich dann «stellvertretend» gegen den traumatisierten Menschen selber richten statt gegen den oder die, die sie eigentlich betrifft. Dann quält er sich mit Selbstvorwürfen und Selbsthass oder verhält sich unter Umständen selbstzerstörerisch. Zorn und Wut können sich aber auch gegen andere, Unbeteiligte, richten und das ruft dann starke Schuldgefühle hervor, die zusätzlich belasten. Einige Maßnahmen, die dazu beitragen, Gefühle von Zorn und Wut kontrollieren und steuern zu können sind:

Wahrnehmen und Beobachten

- Lernen Sie Ihren Zorn kennen und unterscheiden Sie. Es gibt da nämlich ein Spektrum mit einer großen Skala von Abstufungen – angefangen von Unmut und Gereiztheit über Ärger und Zorn bis hin zu Wut und Raserei.
- Sie können sich die Zorn-Skala abgestuft in Zahlen von 1 bis 10 oder auch als Farbskala vorstellen, z. B. von leichtem rosa bis rotviolett. Sie ermöglicht Ihnen, die Intensität Ihres Ärgers besser einzuschätzen.
- Beobachten Sie, in welchen Momenten Ärger, Wut, Zorn in Ihnen wach werden, gibt es bestimmte Situationen, Personen, Zeiten? In welcher Intensität tritt das Gefühl jeweils auf? Hier hilft Ihnen die Zorn-Skala. Gegen wen richtet es sich? Was macht Sie zornig? Ist es ein aktueller Zorn oder hängt er möglicherweise auch mit dem traumatischen Ereignis zusammen? Wie haben Sie das Gefühl geäußert? Wie geht es Ihnen dabei? Wie möchten Sie weiter damit umgehen? Gibt es eventuell Alternativen? Führen Sie eine Woche lang ein Zorn – Tagebuch, in dem Sie Ihre Erfahrungen und Beobachtungen festhalten.

Entladen von Energie
Wenn Sie das Gefühl haben, innerlich zu «explodieren», können Sie die angestaute Energie auf konstruktive, befreiende Weise unmittelbar entladen, zum Beispiel indem Sie:

- Ein Kissen oder einen Sandsack mit Fäusten schlagen
- Zeitungen zerreißen
- Im Wald schreien
- Rennen gehen…

Sorgen Sie danach immer für beruhigende, angenehme Erfahrungen oder führen Sie eine Übung zu Beruhigung und Entspannung durch.

Sich selbst beruhigen
Sie können sich auch entscheiden, sich unmittelbar selbst zu beruhigen. Wenn sich zu viel Energie und Spannung angesammelt haben, atmen Sie tief

durch die Nase ein und dann, betonter und länger, durch die Nase aus. Wiederholen Sie das einige Male. Oder wählen Sie hierzu eine andere Übung aus dem Buch, die Ihnen geeignet erscheint.

Den Zorn äußern

Vielleicht entscheiden Sie sich, wenn Sie das Bedürfnis haben und dazu bereit sind, den Zorn der Person gegenüber, auf die sie zornig sind, zu äußern. Und zwar so, dass es für Sie stimmig ist und Sie weder in Schuldgefühle noch in Gefahr für sich selbst geraten. Sie können dies *direkt* oder *indirekt* tun. Eine indirekte Methode wäre es, der Person einen Zorn-Brief oder eine Anklageschrift zu schreiben. Sie können ihr schreiben, was sie getan hat und wie es sich auf Ihr Leben ausgewirkt hat. Wie wütend Sie darüber sind. Halten Sie sich nicht zurück. Sie müssen den Brief durchaus nicht abschicken. Manchmal ist allein das Schreiben entlastend, erleichternd und gibt Anstöße, Klarheit und Kraft. Wenn Sie Ihren Zorn der entsprechenden Person direkt äußern möchten, tun Sie das nicht dann, wenn Sie gerade akut wütend sind, sondern erst, nachdem Sie sich beruhigt haben. Am besten üben Sie vorher mit einer Vertrauensperson und bereiten sich auf die Situation vor. Was möchten Sie sagen? Was könnte passieren und wie reagieren Sie dann? Ist Ihre Sicherheit gewährleistet? Brauchen Sie Unterstützung? In welcher Form? Führen Sie vor der Konfrontation die Übung «Standfestigkeit» durch.

Die Regler-Übung

Mit dieser Übung haben Sie die Möglichkeit zum Hinauf- oder Herunterregeln von Gefühlen. Bitte üben Sie in kleinen Schritten, indem Sie mit nicht zu aufregenden Situationen (2 auf der Skala oder rosa) anfangen. Stellen Sie sich dann einen Regler vor, wie Ihn z. B. Heizungen haben. Schätzen Sie ein, bei welcher Einstellung sich Ihr Gefühl gerade befindet. Dann versuchen Sie in Ihrer Vorstellung, die Intensität des Zorns etwas herunterzuregeln. Stellen Sie sich deutlich vor, wie Sie den Regler betätigen und ihn langsam nach links drehen. Spüren Sie, wie die Intensität des Gefühls nachlässt.

Niedergeschlagenheit, Hoffnungslosigkeit

Es ist ganz natürlich und verständlich, dass man sich nach einem Trauma, nachdem das Leben zusammengebrochen ist, gedämpft und niedergeschlagen fühlt, hoffnungslos und vielleicht auch innerlich wie taub und gefühllos. Jede Vitalität, Energie, jede Form von Antrieb scheint verschwunden – vielleicht verliert man das Interesse an Aktivitäten und Beziehungen, die vorher Freude machten oder nimmt an, dass sowieso niemand einen versteht und auch die Zukunft nichts Gutes mehr bereitzuhalten hat. Solche Gefühle sind normal und im allgemeinen vorübergehend. Jedoch tut dann Aktivierung und Belebung gut und die Möglichkeit, ein Gegengewicht zu diesem belastenden Zustand herstellen zu können.

Bewegung

Bewegen Sie sich körperlich. Das muss nichts Anstrengendes und Anspruchsvolles, sondern kann auch ein Spaziergang in der Natur oder ein sanftes Körpertraining sein. Etwas Realistisches, für Sie Machbares, das Ihnen angenehm ist. Wichtig ist nur, dass Sie von der Passivität in die Aktivität wechseln, denn die äußere Bewegung regt auch die innere Belebung an.

Rituale der Hoffnung

Pflanzen Sie etwas, eine Blume, einen Strauch, und beobachten Sie das Wachstum der Pflanze. Vergegenwärtigen Sie sich auch den Ablauf der Jahreszeiten. Im tiefsten Winter kann man sich kaum vorstellen, dass jemals wieder Kraft und Leben möglich ist. Und dann ist es doch wieder so. Malen Sie ein Bild dazu und hängen Sie es auf oder schreiben Sie eine Geschichte. Vergegenwärtigen Sie sich Situationen aus Ihrem eigenen Leben, wo es dann doch wieder weiterging, obwohl Sie es nicht für möglich gehalten hätten.

Das Dankbarkeitstagebuch

Schaffen Sie in Ihrer Seele Raum für die guten, belebenden und hoffnungsvollen Erfahrungen des Lebens. Schreiben Sie ein Tagebuch über diese Dinge. Erinnern Sie sich bewusst an Gutes und Schönes, das Sie in Ihrem Leben erfahren haben und jetzt erfahren. Ein Sonnenaufgang, liebe Gesten von anderen Menschen, warme Sonne auf Ihrer Haut, die blühenden Blumen im Garten, Musik, die Ihre Seele berührt… Lassen Sie jede Situation lebendig werden und beschäftigen Sie sich immer wieder damit.

Stärkende Symbole

Umgeben Sie sich mit stärkenden Symbolen, wie weiter oben schon beschrieben. Wählen Sie persönliche Symbole, die für Sie Energie, Kraft und Hoffnung ausstrahlen.

Die Übungen

Aktivierung und Belebung

1. Fersenschlag

Stehen Sie gerade, die Fäuste geballt, den Blick geradeaus gerichtet. Atmen Sie ein. Beim Ausatmen schlagen Sie mit Ihrer Ferse gegen Ihr Gesäß. Nicht gewaltsam, aber mit Spannung, abwechslungsweise rechts und links je vier mal.

2. Feueratem

Stehen Sie bequem und entspannt. Atmen Sie einige Atemzüge in Ihrem eigenen Rhythmus… Dann atmen Sie 10 Mal schnell, tief und kraftvoll durch die Nase ein und aus. Anschließend atmen Sie drei Mal normal. Wiederholen Sie die Übung noch einmal.

Hoffnung und Belebung

Die Sonne

Stellen Sie sich vor, dass Sie in der Morgendämmerung am Strand stehen. Das Meer ist fast bewegungslos, während die letzten Sterne am Himmel verblassen. Spüren Sie die frische und klare Luft. Beobachten Sie das Wasser, die Sterne, den noch dunklen Himmel… Langsam beginnt die Dunkelheit zu weichen und die Farben ändern sich. Der Himmel über dem Horizont wird zuerst rot, dann golden. Die ersten Strahlen der Sonne erreichen Sie und Sie sehen, wie die Sonne allmählich über dem Wasser emporsteigt… Die Sonne hat sich wie eine Scheibe jetzt halb aus dem Wasser gehoben, halb liegt sie noch unter dem Horizont. Dadurch bildet sie aus dem Wasser eine Bahn von goldenem, glänzenden Licht zu Ihnen… Die Temperatur des Wassers ist angenehm und so entschließen Sie sich, hineinzugehen. Sie fühlen Freude, während Sie langsam in der goldenen Bahn des Wassers zu schwimmen beginnen… Sie spüren, wie das lichterfüllte Wasser Ihren Körper berührt. Sie bewegen sich ohne jede Anstrengung im Wasser… Während Sie der Sonne entgegen schwimmen, spüren Sie immer weniger das Wasser; dafür wird das Licht um Sie herum immer mehr und heller… Sie fühlen sich wohlig geborgen in goldenem Licht, das Ihren Körper völlig durchdringt… Sie spüren, wie die kraftvolle Energie der Sonne Sie wärmt und belebt.

Scham- und Schuldgefühle

Untersuchungen des Deutschen Instituts für Psychotraumatologie haben ergeben, dass sich Opfer von Gewaltverbrechen in 82 % der Fälle für verantwortlich oder zumindest mitverantwortlich an der an ihnen begangenen Gewalttat hielten. Jedem leuchtet aber ein, dass so häufig die Opfer gar nicht verantwortlich an der Situation sein können. Fragt man traumatisierte Menschen, ob sie sich irgendwie Vorwürfe machen, ist, unabhängig von der Art des Traumas, häufig eine Antwort wie «Hätte ich doch nur … getan / nicht getan … dann wäre das nicht passiert», zu hören. Traumata bringen es mit sich, dass viele Opfer ihr Unglück wie ein persönliches Versagen erleben und dass die eigene Verantwortung weit überschätzt wird. Eine überhöhte Tendenz zu Selbstbeschuldigungen, die wenig oder gar nichts mit dem objektiven Geschehen zu tun haben, ist also häufig. Sie sollten die vom Trauma geprägte Tendenz zur unrealistischen Selbstbeschuldigung von realen Verantwortlichkeiten unterscheiden können. Selbst wenn es jetzt in der Rückschau real andere Möglichkeiten gegeben hätte, sich in der Trauma-Situation zu verhalten, können Sie nicht von sich erwarten, diese damals schon erkannt und verwirklicht zu haben. Seien Sie sich bewusst, dass Sie jetzt aufgrund von Einsichten und Fähigkeiten urteilen, die Ihnen zum Zeitpunkt des Traumas noch nicht zur Verfügung standen. Es ist wichtig für Ihre seelische Gesundheit, unangemessene Schuldgefühle und falsche Schlussfolgerungen wahrzunehmen. Dann kann man sie an der Realität prüfen und sie relativieren oder zurückweisen.

Die Übungen

Verantwortlichkeiten klären

Stellen Sie sich eine Person vor, die dieselben Erfahrungen gemacht hat wie Sie. Wenn nun die traumatische Situation ein Film wäre, den Sie im Kino sehen mit eben dieser Person, die das Ganze erlebt, und Sie überblicken als Zuschauer, wie es zu diesem Ereignis kam – wer, finden Sie als Außenstehender, trägt die Verantwortung am Geschehen? Berücksichtigen Sie all diejenigen, die eine Rolle im Zusammenhang mit dem Ereignis gespielt haben. Das können auch mehrere Personen oder Organisationen sein, machen Sie in dem Fall eine List mit Abstufungen: wer ist am meisten, wer am wenigsten verantwortlich? Fügen Sie Ihren eigenen Namen bzw. den der vorgestellten Person noch nicht hinzu. Nachdem Sie jetzt alle Beteiligten in Ihre Überlegungen mit einbezogen haben, gehen Sie Ihre Eintragungen noch einmal durch und überlegen Sie dann, ob es sinnvoll ist, diesen Namen auch auf die Liste zu setzen bzw. wie gerechtfertigt es ist, sich so schuldig zu fühlen, wie Sie es tun...

- Wenn Sie sich bewusst machen konnten, dass Sie sich, realistisch gesehen, nicht so verantwortlich fühlen müssen, wie Sie es tun und wenn Sie wissen, zu wem die Scham- und Schuldgefühle wirklich gehören oder gehören müssten, können Sie diese in der Vorstellung in ein Paket packen und an den «Absender» zurückschicken.
- Sie können auch einen (realen) Brief an die Person schreiben, die im Film Opfer wurde und die sich so schuldig fühlt. Erklären Sie Ihr, wer für das Geschehene verantwortlich ist und warum das so ist.

Reinigen und entspannen Sie sich danach mit der Übung:

Die Quelle

Diese Übung eignet sich zur inneren Reinigung von «giftigen» Gefühlen und Gedanken:

Stellen Sie sich eine Quelle vor, die Granitgestein entspringt. Sie sehen, wie das klare Wasser in der Sonne sprudelt und glitzert und Sie hören das Plätschern in der stillen Umgebung. Sie erleben das Außergewöhnliche dieses Ortes, wo alles viel reiner, klarer und wesentlicher ist. Trinken Sie nun von dem Wasser und spüren Sie, wie die heilsame Energie des Wassers Sie durchströmt und Ihnen ein Gefühl von Leichtigkeit verleiht... Nun steigen Sie in die Quelle und lassen Sie das Wasser über Ihren ganzen Körper fließen. Stellen Sie sich vor, dass das Wasser die Kraft hat, durch jede einzelne Körperzelle zu strömen. Stellen Sie sich auch vor, dass das Wasser durch die Vielfalt Ihrer Gefühle strömt, ihre Gedanken durchströmt... Es ist, als würde das Wasser Sie von allen quälenden Gedanken und belastenden Gefühlen reinigen und die Reinheit dieser Quelle Ihr ganzes Wesen durchdringen...

7.5 Umgehen mit negativen Gedanken und Überzeugungen

Ein Trauma wirkt auf den Körper ein, es erschüttert die Seele, und es beeinflusst auch unser Bewusstsein, die Gedanken und Ansichten über uns selbst, die Welt und das Leben. Menschliche Grundüberzeugungen lassen sich in drei Bereiche unterteilen:

- Jeder Mensch hat bestimmte Ansichten über sich selbst. Zu seinem Selbstbild gehören Ansichten über den eigenen Wert, über seine Stärken und Schwächen und über den Platz, der ihm in der Welt gebührt.
- Er hat auch bestimmte Überzeugungen über andere Menschen und über Beziehungen und Ansichten darüber, was man von anderen zu erwarten hat, wie sich Beziehungen zwischen Männern und Frauen gestalten, wie man mit ihnen umgeht.
- Und schließlich hat er auch bestimmte Gedanken über die Welt, in der er sich bewegt, zum Beispiel über die Selbstverständlichkeit und Sicherheit, in der er das tun kann und über die grundsätzliche Berechenbarkeit von Ereignissen, denen er begegnet.

Durch eine traumatische Erfahrung werden viele dieser Grundüberzeugungen erschüttert und negativ beeinflusst. In Fällen von wiederholter Traumatisierung bei Kindern werden sie sogar von Grund auf geprägt. Die Einstellungen des Kindes, Jugendlichen und schließlich Erwachsenen über sich selbst und über die Vertrauenswürdigkeit anderer Menschen sind dann häufig weitgehend verzerrt und vom traumatischen Erleben «vergiftet». Wie schon bei den Scham- und Schuldgefühlen zu sehen war, bewirkt ein Trauma häufig negative Annahmen und Überzeugungen bei den Betroffenen. Die Wahrnehmung und Interpretation der Wirklichkeit geschieht dann gewissermaßen durch diese dunkel getönte «Traumabrille». Es ist also sinnvoll, vom Trauma verzerrte Denkmuster und negative Einschätzungen wahrzunehmen, denn sie wirken sich lähmend und deprimierend aus. Wenn wir dagegen die negativen Überzeugungen kennen und in Worten formulieren, können wir sie prüfen und dann auch korrigieren oder relativieren, um (wieder) zu einer realistischen, vollständigeren Sicht der Wirklichkeit zu kommen. Um das Selbstbild zu verbessern und das eigene Selbstwertgefühl, die Selbstachtung und die Selbstakzeptanz, zu stärken, sind auch folgende Strategien zu empfehlen:

Gehen Sie liebevoll mit sich um

Nehmen Sie sich bewusst Zeit für Schönes und für wohltuende Erlebnisse und Erfahrungen. Reservieren Sie dafür feste Zeiten in Ihrer Agenda. Planen Sie für diese Zeit ausschließlich Tätigkeiten und Unternehmungen, die Ihnen Freude machen und ein gutes Gefühl in Ihnen hinterlassen.

Wohlwollende Beziehungen

Umgeben Sie sich mit Menschen, in deren Gesellschaft Sie sich wohl fühlen, mit Menschen, die Ihnen Wohlwollen, Verständnis, Respekt und Unterstützung entgegenbringen. Meiden Sie möglichst Kontakte und Beziehungen zu Personen, von denen Sie sich verunsichert fühlen, nicht verstanden oder die Sie respektlos behandeln oder allgemein in Ihnen ein negatives Gefühl für sich selbst zurücklassen.

Die Übungen

1. Negative Denkmuster erkennen und korrigieren

Diese Übung hilft Ihnen, trauma verzerrte Wahrnehmungen zu erkennen und zu überprüfen. Erstellen Sie eine Liste mit zwei Kolonnen und

- Listen Sie auf der linken Seite negative Annahmen und Überzeugungen auf, die Sie über sich selbst, über andere Menschen und Beziehungen und über die Welt, in der Sie leben, haben. Vielleicht, je nach Anzahl, nicht alle miteinander, sondern auf getrennten Listen. Formulieren Sie kurze, prägnante Sätze. Zum Beispiel:
  «Man kann niemandem trauen»
  «Die Menschen sind schlecht»

«Ich mache nichts richtig»
«Ich habe keinen Einfluss darauf, was mir zustößt»
«Niemand kann mich gern haben»

- Betrachten Sie nun jede einzelne Aussage genau. Finden Sie zu jeder Aussage ein oder mehrere Gegenbeispiele oder Gegenerfahrungen, wo es nicht so war / ist, wo Sie etwas anderes erlebt haben, und schreiben Sie sie daneben in die rechte Kolonne. Auch kleine Beispiele zählen.
- Richten Sie Ihre Aufmerksamkeit bewusst im Alltag auf solche positiven Erfahrungen, Situationen und Begegnungen, um ein Gegengewicht zu den trauma geprägten Glaubenssätzen zu bilden. Ergänzen Sie Ihre Liste um diese Beispiele.

2. Das eigene Selbstwertgefühl stärken

Diese Übungen verhelfen Ihnen wieder zu einem besseren Gefühl für Ihren Wert, für Ihre Kompetenz, für Ihre Fähigkeiten. All diese Bereiche werden durch ein Trauma erschüttert.

Erfolge vergegenwärtigen

- Notieren Sie schriftlich die fünf größten Erfolge Ihres Lebens. Begründen Sie bei jedem Erfolg mit mindestens drei Argumenten, weshalb es sich um einen Erfolg handelt. Tragen Sie die Liste Ihrer Erfolge bei sich. Lesen Sie sie sich immer wieder laut vor, vor allem dann, wenn Sie sich unzulänglich fühlen. Nach einer Weile werden Sie die Liste nicht mehr brauchen und können sich Ihre Erfolge in Gedanken vergegenwärtigen.
- Führen Sie mindestens drei Wochen lang ein Tagebuch über die unauffälligen, alltäglichen Erfolge und positiven Erfahrungen. Jeder noch so kleine Erfolg verdient Aufmerksamkeit, zum Beispiel:
Die geplante Aufgabe zu Ende geführt
Ein besonders gutes Essen gekocht
Jemanden zum Lachen gebracht
Ein entspanntes Gespräch mit XY gehabt

Positive Aussagen über sich selbst machen

- Vergegenwärtigen Sie sich bewusst Ihre Stärken, die Eigenschaften und Fähigkeiten, die Sie an sich als positiv erachten. Fassen Sie sie in kurze, prägnante Sätze und schreiben Sie sie auf eine Liste. Beispiele:
Ich habe ein schönes Lachen.
Ich bin über aktuelle Fragen gut informiert.
Ich bin eine ausgezeichnete Köchin.
Ich bin ein zuverlässiger Mensch.
- Falls es Ihnen schwer fällt, an sich selbst auch nur zwei oder drei positive Eigenschaften zu entdecken, lassen Sie sich Zeit für die Übung.

Nehmen Sie sich einige Tage Zeit, die Liste zu vervollständigen, bis sie fünf bis zehn positive Eigenschaften enthält. Sie können dazu auch andere, Freunde und Angehörige, befragen.

- Lesen Sie die Liste drei Wochen lang zwei bis drei Mal täglich durch. Sie können sie auch beliebig ergänzen, wenn Ihnen weitere positive Eigenschaften einfallen. Nach einer Weile werden Sie in der Lage sein, viele positive Eigenschaften, Fähigkeiten und Erfolge aufzuzählen, ohne auf Ihre Liste zurückgreifen zu müssen.

Positive Erfahrungen mit anderen
- Sie können diese Übung auch abgewandelt durchführen, indem Sie eine Liste mit guten Erfahrungen, die Sie mit anderen Menschen gemacht haben und jetzt machen herstellen und sich Situationen bewusst machen, in denen Sie (auch) Hilfsbereitschaft, Freundlichkeit, Zuwendung, Anteilnahme, Interesse, Unterstützung und Respekt von anderen erfuhren und aktuell erfahren.

7.6 Soziale Unterstützung suchen

Damit sind alle Formen von Hilfe gemeint, die Ihnen durch Kontakte und Beziehungen zu anderen Menschen zugänglich sind. Um eine traumatische Erfahrung bewältigen und überwinden zu können, sind Menschen besonders auf die Solidarität, die Hilfe und den Beistand von anderen Menschen angewiesen. Gleichzeitig aber fühlen sich traumatisierte Menschen besonders verletzlich und sind vielleicht (traumabedingt) misstrauisch anderen Menschen gegenüber. Viele fühlen sich auch von ihrer Umgebung entfremdet, nicht zugehörig, sie schämen sich oder fühlen sich schuldig am traumatischen Ereignis und haben Angst, von anderen verurteilt zu werden. So kommt es, dass Trauma-Opfer sich häufig eher von anderen zurückziehen und sich isolieren, statt von der gerade in dieser Zeit so wichtigen sozialen Unterstützung profitieren zu können. Es gibt verschiedene Faktoren, die Betroffene daran hindern können, sich anderen mitzuteilen und um Hilfe zu bitten:

- Das Gefühl von Verwundbarkeit, verbunden mit der Angst, erneut seelisch verletzt zu werden.
- Die Befürchtung, andere mit Erinnerungen an das Ereignis zu überfordern oder ihnen weh zu tun.
- Die Befürchtung, den anderen zur Last zu fallen.
- Die Annahme, sowieso nicht verstanden oder ernst genommen zu werden.
- Scham – die anderen könnten einen nicht mehr mögen oder achten, wenn sie wüssten, was passiert ist und / oder wie es Ihnen wirklich geht. Sich überhaupt schämen, unter den Folgen einer Traumatisierung zu leiden oder damit nicht alleine zurechtzukommen.

- Das Gefühl, an dem traumatischen Ereignis selbst Schuld zu haben und es nicht zu verdienen, Hilfe zu bekommen.
- Das innere Motto oder die Überzeugung «ich muss meine Probleme alleine lösen» oder «ich muss es alleine schaffen».
- Die Befürchtung, selbst wieder zu leiden, wenn man «darüber» spricht. Die Angst, dass das Darüber-Sprechen alles noch viel schlimmer machen könnte, als es ohnehin schon ist.

Das sind für traumatisierte Menschen charakteristische Befürchtungen und Ängste. Dennoch lohnt es sich für Sie im Sinne der Überwindung des Traumas, Ihren sozialen Zusammenhalt zu stärken und wohltuende Beziehungen zu anderen Menschen zu fördern, um das Gefühl von Isolation und der Entfremdung von anderen aufzuheben. Wirken Sie der traumainduzierten Tendenz zu Rückzug und Isolation entgegen, aber sorgen Sie auch dafür, dass die Begegnungen mit anderen Menschen in einer Form und in einem Ausmaß stattfinden, die Ihnen wirklich gut tun und für Sie tatsächlich hilfreich sind.

1. Auf andere zugehen

- Vergegenwärtigen Sie sich aktuelle und / oder vergangene positive Erfahrungen, die Sie mit anderen Menschen gemacht haben, wie am Ende des letzten Kapitels beschrieben.
- Üben Sie Ihre sozialen Fähigkeiten wieder ein und machen Sie kleine Schritte heraus aus der Isolation. Beginnen Sie mit leichten sozialen Anforderungen und steigern Sie sich in Ihrem eigenen Tempo. Zum Beispiel: ein paar Worte mit dem Bäcker wechseln, mit einer Kollegin Mittagessen gehen, gesellige Anlässe besuchen.
- Fördern Sie in Ihrem aktuellen Leben die Beziehungen, die Ihnen gut tun und Sie stärken. Reduzieren Sie belastende Kontakte, die in Ihnen ein schlechtes Gefühl für sich selbst hinterlassen.

2. Sich mitteilen / sich aussprechen

Die Fähigkeit und die Möglichkeit, sich mit seinem Leid mitzuteilen, entscheidet nicht unwesentlich über seelische Krankheit bzw. Gesundheit. Vorausgesetzt, man stößt dabei auf einfühlsame Reaktionen und fühlt sich verstanden und angenommen. Trifft man dagegen auf negative, zurückweisende und uneinfühlsame Reaktionen anderer Menschen, ist es allerdings besser, sich solchen Kontakten speziell im verletzlichen Zustand nach einem Trauma, nicht auszusetzen. Machen Sie sich also bewusst: Sie selbst haben die Wahl, ob und wie viel Sie wem mitteilen möchten.

- Überlegen Sie sorgfältig und hören Sie dabei auch auf Ihren Instinkt und Ihr Gefühl: Wem in Ihrer Umgebung möchten Sie was und wie viel mitteilen – sei es über das Trauma selbst oder auch über Ihr eigenes Befinden?

- Vielleicht erarbeiten Sie sich genaue Worte, mit denen Sie ferner stehenden Menschen erklären können, was sich zugetragen hat, ohne selbst immer wieder aufgewühlt zu werden.
- Bereiten Sie sich auch vor bzw. üben Sie ein, wie Sie mit aufdringlichen oder rücksichtslosen Reaktionen und Äußerungen anderer umgehen können.

3. Um Unterstützung bitten

Es gibt ganz verschiedene Arten von Hilfe und Unterstützung, die Sie jetzt entlasten könnten:

- Überlegen Sie zunächst, was Sie von wem oder welchen Personen haben möchten und auch haben können. Das kann zum Beispiel sein:
Konkrete, praktische Hilfe (Einkaufen, Telefonate, Kinder hüten)
Seelischer Beistand (Trost, sich aussprechen)
Etwas zusammen unternehmen (und ansonsten schweigen können)
Zuflucht und Unterschlupf finden
Rat bekommen, eine geistige Orientierung finden
- Äußern Sie möglichst konkret, was Sie von den Betreffenden brauchen. Andere mögen es im allgemeinen, helfen zu können und gebraucht zu werden. Angehörige und Freunde sind aber häufig auch verunsichert und wissen nicht immer, was wirklich gut für Sie ist und wie genau Sie helfen können. Sie sind froh um möglichst konkrete Hinweise.

Unterstützung von anderen

Das soziale Umfeld, die Umgebung, in der der Erholungsprozess stattfindet, spielt für die Bewältigung traumatischer Erfahrungen eine zentrale Rolle. Damit Trauma-Betroffene ihre innere Stabilität wiedergewinnen können, können Sie als Angehörige und Freunde entscheidend zu ihrer Entlastung, Erholung und Stärkung beitragen. Auch ferner Stehende wie Nachbarn oder Arbeitskollegen können Zeichen von Solidarität zeigen, die dem Betroffenen viel bedeuten. Einfach, indem Sie sich nach seinem Befinden erkundigen, wenn Sie ihn sehen, durch eine Karte oder einen lieben Brief zeigen, dass Sie an ihn denken oder auch einen Kuchen oder eine Blume vor die Tür stellen. Freunde und Angehörige können Menschen nach einer traumatischen Erfahrung einerseits durch *seelische Unterstützung* und andrerseits durch *praktische Hilfe* beistehen. Allerdings ist auch für die Nahestehenden die Situation häufig belastend und nicht einfach zu bewältigen. Sie sind selbst auch betroffen vom Trauma, auch sie sind verzweifelt, verunsichert, wütend, fühlen sich orientierungslos oder haben Angst. Vielfach verändert das Trauma auch ihre Lebenssituation kurz- oder langfristig. Auch sie sind nicht vorbereitet auf die Situation und vielleicht unsicher, wie sie mit dem Leid des Anderen umgehen und wie sie sich ihm gegenüber verhalten sollen. Hinzu kommt, dass der traumatisierte Freund oder Angehörige auch in seinem Wesen verändert sein mag, sich anders verhält als vor dem Ereignis, sich eventuell zurückzieht oder ständig nervös und gereizt ist. Das kann Nahestehenden Angst machen und erhöht noch die allgemeine Verunsicherung, wie sie sich verhalten sollen. Gleichzeitig bestehen häufig, sowohl von außen, der Umwelt, als auch von den eigenen Erwartungen her, hohe Ansprüche an Nahestehende. Sie sollten allzeit stark, ruhig, souverän und für den Betroffenen verfügbar sein. Diese Mischung ist häufig belastend und überfordernd. Scheuen Sie sich auch als Angehöriger von Trauma-Betroffenen nicht, gegebenenfalls psychologische Beratung und Betreuung für sich selbst in Anspruch zu nehmen. Auch Sie brauchen jetzt Unterstützung, Informationen und Raum für Ihre Fragen und Anliegen. Sorgen Sie auch für Zeiten der Entlastung und Entspannung, in denen Sie einmal innehalten, «verdauen», und selber neue Kräfte schöpfen können.

8. Wie Angehörige und Freunde helfen können

Menschen, die einem Nahestehenden nach einem schlimmen Ereignis beistehen möchten sind häufig verunsichert und fragen sich, wie sie das am besten tun können. Sie wissen nicht, wie sie sich (hilfreich) verhalten sollen, welche Art von Hilfe in dieser Situation nützlich ist. Es beschäftigt sie, wie sie auf wohltuende Art mit dem Betroffenen sprechen können, ohne dass dieser dadurch noch mehr belastet und aufgewühlt wird. Hierzu einige Informationen und Hinweise:

- Ergreifen Sie die Initiative und gehen Sie aktiv auf die Betroffenen zu. Bieten Sie praktische Hilfe und/oder ein offenes Ohr an. Diese haben möglicherweise Schwierigkeiten und schämen sich, selber um Hilfe zu bitten oder sie ziehen sich traumabedingt zurück. Zeigen Sie aber auch Verständnis und Respekt, wenn Ihr Freund oder Angehöriger Ihr Angebot (zunächst) nicht in Anspruch nehmen will.
- Machen Sie konkrete Angebote. Manchmal kann Ihr Freund / Angehöriger die Frage «Was kann ich für Dich tun?» beantworten, oft aber hat er keine Ahnung, wie Sie ihm helfen können. Und manchmal sind gerade die Dinge, um die er nicht bittet, die Wichtigsten.
- Seien Sie über längere Strecken ansprechbar. Oft treten starke Belastungsreaktionen oder auch das Bedürfnis, zu reden, erst später, nach der Schockphase, auf.
- Klären Sie Ihre eigenen Gefühle, vielleicht fühlen Sie sich unsicher, hilflos oder sprachlos, und seien Sie diesbezüglich auch dem Betroffenen gegenüber ehrlich. Opfer von Traumatisierung haben ein ganz feines Sensorium und spüren die Gefühle des anderen, auch wenn sie nicht in Worte gefasst werden.
- Klären Sie vorher für sich, was Sie realistischerweise an Hilfe, an Unterstützung anbieten können. Machen Sie möglichst keine Versprechungen, die Sie später eventuell nicht einhalten können. Beachten Sie auch die Grenzen Ihrer eigenen Hilfsmöglichkeiten. Manchmal können andere im Umkreis besser helfen oder es ist (auch) professionelle Hilfe nötig.
- Tauschen Sie innerlich die Plätze mit Ihrem traumatisierten Angehörigen und versuchen Sie, die Situation aus der Perspektive des anderen zu sehen und sich in seine Gedanken- und Gefühlswelt zu versetzen. Was würden Sie sich dann von anderen wünschen, was würde Ihnen jetzt helfen? Tun Sie nichts, was Ihnen selbst nicht gefallen würde.

- Betonen Sie die Stärke(n) des traumatisierten Menschen, das, was er trotz allem, was geschehen ist, schafft und bewältigt, weisen Sie ihn auf seine Fähigkeiten hin. So können Sie dazu beitragen, das verloren gegangene Selbstvertrauen wieder aufrichten zu können.
- Fördern Sie die Aktivität des Betroffenen und ermutigen Sie ihn, das normale Leben, Arbeit, Alltagsroutinen, Freizeitaktivitäten, wieder aufzunehmen.
- Reduzieren Sie den Traumatisierten nicht auf seine Opfer-Identität, unterstützen Sie ihn, ohne ihm zuviel abnehmen zu wollen und sprechen Sie auch andere Themen als das Trauma an.

8.1 Praktische Hilfe

Nach einem traumatischen Erlebnis sind die Betroffenen kräftemäßig stark von ihrer Erfahrung und deren Bewältigung in Anspruch genommen. Andrerseits geht aber das Alltagsleben mit seinen Anforderungen weiter. Und dann kommen meist noch traumabedingte Zusatzerfordernisse wie Therapien, Juristisches, Administratives hinzu. Es bestehen also auch in der Zeit nach dem Trauma vielfältige Belastungen. In solchen anspruchsvollen und kritischen Zeiten ist neben seelischem Beistand auch handfeste, konkrete, praktische Hilfe entlastend und wertvoll. Fordern Sie den Betroffenen nicht auf, Sie anzurufen: «wenn du etwas brauchst», sondern machen Sie aktiv ganz konkrete Hilfsangebote. Je nach Situation und auch nach Ihren Möglichkeiten kann das Verschiedenes sein:

- Zuflucht / Unterschlupf anbieten oder selber Übernachtungen beim Betroffenen.
- Für Ruhe / Privatsphäre / Rückzugsmöglichkeiten sorgen, damit er sich erholen kann.
- Alltagspflichten abnehmen, zum Beispiel:
  Einkaufen / Besorgungen
  Kochen
  Kinder versorgen
  Erledigung von Formalitäten
- Anbieten, gemeinsam etwas zu unternehmen, zum Beispiel:
  Einen Spaziergang machen
  Ein Konzert oder eine Ausstellung besuchen
  Zusammen Essen
- Adressen von Fachpersonen / Institutionen / Selbsthilfegruppen weitergeben oder einen Kontakt herstellen.
- Ein «offenes Ohr» / ein Gespräch anbieten.

8.2 Heilsame Gespräche

Traumatisierte Menschen können häufig nur schwer oder gar nicht über das sprechen, was passiert ist, oder darüber, wie es wirklich in Ihnen aussieht. Es ist im wahrsten Wortsinn unbeschreiblich schlimm. Abgesehen davon, dass es schwer ist, Worte für eine ungeheure Erfahrung zu finden, schämen sie sich manchmal auch oder haben das Gefühl, sie selbst mit ihren Reaktionen und das traumatische Ereignis seien anderen nicht zumutbar. Häufig sind aber auch die Menschen, die traumatisch Leidende als Nahestehende umgeben und ihnen helfen möchten, befangen und verunsichert und wissen auch nicht, ob überhaupt und wenn ja, wie sie einen leidenden Menschen auf seine Situation ansprechen sollen. Aus diesem Dilemma heraus reagieren sie dann verkrampft oder überhaupt nicht auf die Situation und sprechen nicht davon. Dies ist wiederum schwierig für die Betroffenen, die sich dann in ihrem Schicksal tatsächlich als unerwünscht, als eine Last, fühlen. Die nun folgenden Hinweise basieren auf den Erfahrungen, die traumatisierte Menschen gemacht haben und ihren Aussagen darüber, was ihnen in Gesprächen mit Vertrauenspersonen geholfen und gut getan hat, und was eher nicht.

- Haben Sie als Nahestehender keine Scheu, die Situation anzusprechen und fragen Sie, wie Ihr Freund / Angehöriger damit zurechtkommt. Wenn Sie ein Gesprächsangebot machen, kann es wichtig sein, ihm zu versichern, dass er sich keine Gedanken darüber machen muss, Sie zu sehr zu belasten. Vermitteln Sie ihm aber auch, dass es in Ordnung ist, wenn er (im Moment) nicht sprechen möchte und bedrängen Sie ihn nicht.
- Stehen Sie in der Begegnung, im Gespräch, zu ihren eigenen Gefühlen und gestehen Sie ein, wie unsicher und unbeholfen Sie sich fühlen und wie sehr Sie sich aber wünschen, helfen zu können. Traumatisierte Menschen spüren unausgesprochene Gefühle und Gedanken – ob das Gegenüber Angst empfindet, sie verurteilt, bemitleidet oder einfach Sympathie verspürt und Anteil nimmt, überhaupt alle Schwingungen um sie herum. Sie werden Ihre Offenheit und Ehrlichkeit schätzen.
- Sie sollten aber vor der Begegnung, vor einem Gespräch mit sich und ihren eigenen Gefühlen, sei das Zorn oder Angst oder Hilflosigkeit, im Reinen sein und versuchen, zunächst selber etwas zur Ruhe zu kommen. Es besteht die Gefahr, Ihren Gesprächspartner zu überfordern, wenn Sie selber zu starke und «ungefilterte» Emotionen zeigen.
- Viele traumatisch Leidende empfinden es im Gespräch als wohltuend, wenn man ihnen nicht zu viele Fragen stellt oder (ungefragt) eigene Meinungen zum Ganzen äußert. Wichtig ist Ihre mitfühlende Anwesenheit und die Bereitschaft, gemeinsam mit dem Betroffenen auszuhalten, was geschehen ist.

- Weil traumatisierte Menschen sich häufig schämen oder befürchten, den anderen mit ihren Gefühlen zu überfordern, kann es wichtig sein, ihnen zu versichern: «es ist in Ordnung, wenn du weinst / nervös / wütend bist» oder «es ist verständlich, dass du dich so fühlst / reagierst».
- Es geht aber im Gespräch vielleicht nicht nur um Ihre Bereitschaft, den Schmerz des anderen und seine intensiven Gefühle zuzulassen und auszuhalten. Genauso wichtig kann es sein, Schweigen zu ertragen. Ein schweigendes Beisammensein muss nicht unbehaglich, sondern kann sehr tröstend und verbindend sein. Wenn ihnen Schweigepausen unangenehm werden, fragen Sie sich, was Sie unbehaglich macht, vielleicht ein Gefühl der Hilflosigkeit, möglicherweise die Angst vor Ihren eigenen Gefühlen?
- Anteil nehmendes Zuhören ist im allgemeinen hilfreicher, als selber viel zu reden. Diese Art von Zuhören ist aber mehr, als selber den Mund zu halten und nichts zu sagen. Das «aktive Zuhören» bedeutet eine Haltung von Offenheit und mitfühlender Aufmerksamkeit. Es heißt, aufzunehmen, ohne sofort alles wissen zu wollen. Vielmehr geht es darum, den anderen zu verstehen, indem man sich wie ein Resonanzboden auf ihn einschwingt und seine Gefühle und Gedanken aufnimmt. Möglicherweise hilft es dem Betroffenen bei der Klärung seiner Gefühle und Gedanken, wenn Sie ihm am Schluss des Gespräches in Ihren eigenen Worten zusammenfassen, was Sie von dem, was er sagte, aufgenommen und verstanden haben.

8.3 Was Sie vermeiden sollten

Soziale Unterstützung sollte helfen und nicht zusätzlichen Stress verursachen. So gibt es erfahrungsgemäss auch einige Dinge, die Sie vermeiden sollten, weil sie eher schaden als nützen und die Belastung des Leidenden möglicherweise noch erheblich steigern. Sie sollten vermeiden:

- *Verlegenes Ignorieren.* Wenn Sie, aus eigenem Unbehagen oder aus Unsicherheit, den Betroffenen meiden und / oder das Ereignis ihm gegenüber möglichst nicht erwähnen, entsteht bei diesem häufig der Eindruck, abgelehnt zu werden oder unzumutbar zu sein bzw. bestätigt ein schmerzliches Gefühl, was er ohnehin schon hat.
- *Eine passive Haltung.* Eine passive Haltung («melde dich, wenn du etwas brauchst») macht es dem Leidenden schwer, Ihre Hilfe in Anspruch zu nehmen. Besser ist es, wie beschrieben, aktiv auf ihn zuzugehen und konkrete Hilfsangebote zu machen.
- *Floskeln und Phrasen* wie z. B. «die Zeit heilt alle Wunden», «es war Gottes Wille», «du wirst darüber hinwegkommen» sind kein Trost. Eine der problematischsten Aussagen ist für die meisten Betroffenen «ich weiß, wie du

dich fühlst». Vermeiden Sie auch Aussagen wie: «du hattest noch Glück», «sei froh, dass du noch lebst / andere Kinder hast», die sehr verletzend sein können.

- *Bemitleiden.* Niemand mag mitleidiges Bedauert-Werden. Auch Leidende wollen wie vollwertige Menschen behandelt und von anderen nicht auf einen Opfer-Status reduziert werden oder sich irgendwie «beschädigt» fühlen müssen.

- *Für sofortige Erleichterung sorgen wollen.* Oft verspüren Zuhörende, wenn sie mit Leid und dem Schmerz eines Nahestehenden konfrontiert sind, den Impuls, sofort irgendetwas zu tun, um diesen Zustand zu beenden. Sie halten vielleicht auch ihr eigenes Gefühl der Hilflosigkeit nicht aus. So bieten sie zum Beispiel Ratschläge oder «Lösungen» gegen den Schmerz an. Oft wirkt das für den Betroffenen eher verletzend als hilfreich. Wir können beistehen, den Schmerz zu (er)tragen, aber es kann nicht unsere Aufgabe sein, zu «reparieren» oder ihn zum Verschwinden zu bringen.

- *Reaktionen unterdrücken.* Hierbei hindern wir, häufig aus eigenem Unbehagen, die Betroffenen an einem heilsamen Ausdruck ihrer Gefühle und Gedanken. Vermeiden Sie im Gespräch möglichst Aussagen wie: «so etwas darfst du gar nicht denken» oder «beruhige dich» bzw. «hör doch auf zu weinen».

- *Vorwürfe machen.* Natürlich wollen wir einem leidenden Menschen nicht auch noch Vorwürfe machen. Dennoch zeigt sich immer wieder, dass in der eigenen Erregung diese Gefahr unwillkürlich durchaus besteht. Aussagen wie: «ich habe dir doch gleich gesagt…», «musstest du denn auch…» oder «konntest du nicht…» verstärken Schuldgefühle, unter denen Opfer von Traumatisierung ohnehin schon genug leiden.

8.3 Kindern helfen

In Kapitel sechs wurde bereits angesprochen, wie sich ein Gewalt-Trauma auf Kinder auswirkt, die noch «unfertiger» an Körper, Geist und Seele sind als Erwachsene. Es enthielt Hinweise, wie Sie Kinder nach körperlichen und sexuellen Gewalterfahrungen dabei unterstützen können, die schreckliche Erfahrung zu bewältigen und wieder Vertrauen zu sich und zu anderen Menschen fassen zu können. Es gibt jedoch auch andere Formen von Traumatisierung, von denen Kinder häufig betroffen sind wie zum Beispiel der Tod eines Angehörigen, ein Verkehrsunfall, den sie erleiden, oder eine bevorstehende schwere Operation. In diesem Kapitel finden Sie ganz allgemeine Empfehlungen zum Umgang mit traumatisierten Kindern, wobei vieles, was schon im letzten Kapitel über das Verhalten Erwachsenen gegenüber gesagt wurde, auch für den Umgang mit Kindern gilt. Diese bewältigen und verarbeiten eine traumatische Erfahrung, je nach ihrem Alter und dessen speziellen kognitiven und emotionalen Möglichkeiten, unterschiedlich, und natürlich ist auch hier die Art des Traumas entscheidend. Wie alt aber das Kind auch ist, ob Kleinkind oder Jugendlicher und, unabhängig von der Art des traumatischen Ereignisses – immer ist im Erholungs- und Heilungsprozess die liebevolle Unterstützung durch Erwachsene, und besonders die der Familie, von zentraler Bedeutung. Sie hilft dem Kind, ein Gefühl von Sicherheit und Geborgenheit wiederherstellen zu können und ist Symbol und Garant dafür, dass nicht alles gänzlich zusammenbricht.

- Unterstützen und aktivieren Sie die persönlichen, die familiären und die sozialen Ressourcen des Kindes. Alle Kraftquellen, die sein Selbstbewusstsein, seine Eigeninitiative und seine seelischen Widerstandskräfte stärken. Das können Menschen, Situationen, Tätigkeiten oder Orte sein.
- Eine möglichst rasche Anknüpfung an gewohnte Alltagsroutinen in Schule und Freizeit und eine feste Tagesstruktur helfen dem Kind, sich abzulenken und wieder einen Sinn für Stabilität und Normalität zu gewinnen.
- Kindergarten und Schule sollten über die Fakten informiert werden.

Im Gespräch

- Erwachsene können Kindern dabei helfen, das Trauma verstandesmäßig – kognitiv zu erfassen und einordnen zu können, denn sie sind der Situation im allgemeinen noch orientierungsloser ausgeliefert als Erwachsene. Dazu gehört eine konkrete und altersgerechte Information über die Fakten bzw. eine Rekonstruktion des traumatischen Ereignisses, ein Austausch darüber, was passiert ist, wie es dazu kam und wie es weitergehen wird. Es ermöglicht dem Kind, eine Art «roten Faden» durch das Unverständliche zu finden, wenn es eine Vorstellung von den realen Umständen gewinnt und das Trauma irgendwie einordnen kann. Auch möglichen Schuldgefühlen kann durch Sachinformationen entgegengewirkt werden. Überfordern Sie das Kind aber nicht durch zu viele Informationen. Die Erklärungen sollten zwar vollständig, aber nicht zu detailliert sein und «überschaubar» bleiben. Sprechen Sie langsam und in einfachen Sätzen und Formulierungen.
- Beantworten Sie alle Fragen des Kindes, die direkten und auch die nur angedeuteten. Geben Sie ehrliche Antworten, die altersgemäß sind.
- Kinder müssen über ihre Gefühle reden können. Sie können sie dabei unterstützen, ihre Traurigkeit, ihren Zorn, ihre Ängste, ihre Sorgen und Befürchtungen wahrzunehmen und auszudrücken. Sei es, indem Sie ganz offen und allgemein fragen «Wie geht es dir denn?» oder auch, indem Sie mögliche Reaktionen und Gefühle aktiv ansprechen («Ich kann mir vorstellen, dass du dir jetzt Sorgen machst / dich fürchtest» usw.). Wichtig ist, dass das Kind auch «negative Gefühle» äußern darf wie z. B. die

Eifersucht auf ein krankes Geschwister oder Wutgefühle, ohne dass solche Äußerungen abgelehnt oder unterbunden werden. Im Gegenteil sollte ihm vermittelt werden, dass es normal und dass es in Ordnung ist, dass es jetzt so fühlt.

- Nötigen Sie das Kind aber nicht, sich mit dem Ereignis und mit seinen Gefühlen und Überzeugungen auseinanderzusetzen. Häufig ergeben sich zwanglos Gelegenheiten zur Aussprache, während Sie sich mit ihm auf ganz andere Art beschäftigen wie zum Beispiel beim Basteln, Malen, Spielen oder bei anderen gemeinsamen Aktivitäten.
- Es hilft dem Kind auch, wenn Sie zu Ihren eigenen Gefühlen, Ihrem Schmerz, Ihrer Trauer offen und ehrlich stehen. Es hat gar keinen Sinn zu versuchen, die eigenen Gefühle zu verbergen, denn Kinder haben ein feines Gespür für die Reaktionen der Eltern / Erwachsenen und realisieren sie sowieso. Ihre Gefühle offen auszusprechen, macht es auch den Kindern leichter zu wissen, dass es in Ordnung ist, solche Gefühle zu haben und sie auch zu äußern.

Was Sie vermeiden sollten

Grundsätzlich gilt das, was Sie in Ihrem Verhalten Erwachsenen gegenüber vermeiden sollten, auch für den Umgang mit traumatisierten Kindern. Zusätzlich aber noch zwei besondere Hinweise in diesem Zusammenhang:

- Ihre Gefühle im Gespräch mit einem traumatisierten Kind offen einzugestehen und davon zu sprechen ist etwas anderes, als starke und ungefilterte Emotionen von Zorn, Besorgnis, Verängstigung oder Panik dem Kind gegenüber zu zeigen, denn das kann sich sehr verunsichernd und beängstigend auswirken. Kinder sind nach einem Trauma darauf angewiesen, von Eltern, von Erwachsenen, die um sie herum sind, Ruhe und Kompetenz zu spüren. Darum empfiehlt es sich, sich besonders vor der Begegnung mit einem traumatisierten Kind erst einmal selbst zu beruhigen und zu einer gewissen inneren Balance zu kommen.
- Versuchen Sie möglichst nicht, das Kind über eine schlimme Situation zu belügen oder ihm traurige Nachrichten so lange wie möglich vorzuenthalten. Es ist für Kinder sehr verunsichernd und beunruhigend, wenn sie die Erschütterung der Eltern spüren, aber keinerlei Erklärung bekommen oder sogar angelogen werden. Die Tatsachen sind langfristig meist sowieso nicht zu verheimlichen und die emotionale Reaktion des Kindes wird nur aufgeschoben, schwer wiegt aber häufig (langfristig) darüber hinaus auch noch die Enttäuschung und ein Vertrauensverlust in die Eltern / die Erwachsenen.

9. Unterstützung von Fachpersonen

Es ist bei seelischen Wunden ganz ähnlich wie bei körperlichen Verletzungen auch: es gibt Wunden, die vielleicht von einer Fachperson sachgerecht erstversorgt werden, damit sie besser heilen können. Dann aber kann man sich, auch mit der Hilfe von Angehörigen, selber pflegen und die Wunden heilen mit der Zeit, bei entsprechender Schonung, von allein. Andere Arten von Verletzungen jedoch, schwere und umfassende Wunden, solche, die sich chronisch auswirken können und Verletzungen mit «Entzündungsgefahr», bedürfen einer weiterführenden Behandlung durch den entsprechenden Fachspezialisten, um zu heilen. Analog gibt es auch im seelischen Bereich unterschiedliche Formen von Unterstützung durch Fachpersonen nach traumatischen Erfahrungen.

9.1 Psychologische Soforthilfe

Die Psychologische Soforthilfe setzt unmittelbar bis wenige Tage oder Wochen nach einem traumatischen Ereignis ein. Nicht jeder braucht oder möchte zu diesem Zeitpunkt psychologische Hilfe oder Unterstützung durch eine Fachperson. Viele Menschen jedoch profitieren davon, bei der Bewältigung des Geschehenen und im Umgang mit ihren seelischen und körperlichen Folgereaktionen unterstützt zu werden. Eine psychologische oder psychotherapeutische Betreuung schon kurz nach dem Ereignis hilft häufig, dem Auftreten schwerer und langwieriger seelischer Störungen oder Krankheiten vorzubeugen. Je schneller nach einem traumatischen Ereignis psychologische Hilfe erfolgt, desto wirkungsvoller ist sie und desto rascher zeigt sie Erfolge. Der Psychologe unterstützt Sie dabei, wieder Stabilität und inneren «Boden unter den Füssen» zu finden, Angst- und Stressreaktionen in den Griff zu bekommen und die Tatsache des traumatischen Ereignisses und ihre Reaktionen darauf bewältigen zu können. Er tut dies im psychologischen Gespräch, aber vielleicht setzt er darüber hinaus noch körperliche Entspannungstechniken oder Imaginationsübungen ein, wie sie auch hier im Buch beschrieben sind. Die Fachperson, die Sie in diesem Sinne nach einem Trauma betreut und begleitet, sollte über entsprechende fachliche Qualifikationen verfügen. Sie sollte ein Studium der klinischen Psychologie abgeschlossen und eine Zusatzausbildung im Trauma-Bereich gemacht haben und sich mit psychischen und psychosomatischen Folgen traumatischer

Erfahrungen auskennen. Scheuen Sie sich nicht, nach der fachlichen Quali-fikation und nach der praktischen Erfahrung des psychologischen Helfers zu fragen. Dann gibt es aber Verletzungen, die sind so nachhaltig und schwer, dass die Selbstheilungskräfte, auch mit psychologischer Unterstützung, (kurzfristig) nicht ausreichen. Wenn die Reaktionen auf das Trauma beson-ders stark sind, wenn dadurch vielleicht auch alte Wunden wieder aufgeris-sen wurden, wenn, aus welchen Gründen auch immer, eine baldige Besse-rung des psychischen Zustandes aufgrund der Situation von vornherein aussichtslos erscheint, oder wenn starke Belastungsreaktionen, wie sie unten aufgeführt sind, gehäuft auftreten und länger als 4 bis 6 Wochen nach dem Ereignis anhalten, schlimmer werden oder überhaupt erst auftreten, dann sollte Ihr Ansprechpartner auch psychotherapeutisch ausgebildet sein. Psy-chotherapeuten haben ein Psychologie- oder Medizinstudium abgeschlos-sen und sich danach in einer mehrjährigen psychotherapeutischen bzw. psy-chiatrischen Fachausbildung qualifiziert. Auch sie sollten darüber hinaus über fachliche und praktische Zusatzausbildungen im Bereich der seelischen Traumatisierung verfügen. Ob Sie aber nach einem traumatischen Ereignis psychologische Unterstützung oder psychotherapeutische Hilfe in Anspruch nehmen – es sollte sich in jedem Fall um eine fachlich, aber, das ist genauso wichtig, auch um eine menschlich vertrauenswürdige Person handeln, von der Sie sich verstanden und bei der Sie sich gut aufgehoben fühlen. Eine frühzeitige, gezielte Begleitung und Unterstützung durch eine psycholo-gische oder psychotherapeutische Fachperson ist nach einer traumatischen Erfahrung im allgemeinen umso sinnvoller, je mehr der folgenden Merk-male auf Sie zutreffen und Ihr Leben beeinträchtigen:

- Ihnen kommen unkontrolliert immer wieder Schreckensbilder oder quälende Erinnerungen in den Sinn.
- Sie schlafen schlecht ein oder durch und/oder haben Albträume.
- Sie haben Mühe, sich zu konzentrieren und/oder sind sehr schreckhaft.
- Sie sind eigentlich immer «wachsam» und angespannt.
- Sie neigen zu sonst wesensfremden Gefühlsausbrüchen.
- Sie leiden an unbegründeten Angstzuständen.
- Sie sind niedergeschlagen und grübeln viel.
- Sie können sich gar nicht mehr oder nur in Ausschnitten an das Trauma erinnern.
- Sie interessieren sich eigentlich für gar nichts mehr.
- Sie vertragen keine Menschen um sich herum.
- Sie vermeiden möglichst alles, was mit dem Trauma in Verbindung steht oder Sie daran erinnern könnte, Orte, Aktivitäten, Gespräche, Gedanken, Gefühle.
- Sie spüren Veränderungen in Ihrem Körper, zum Beispiel Verspannun-gen von Muskeln, die sich nicht lösen oder Sie haben manchmal oder

anhaltend das Gefühl, neben sich zu stehen und sich wie von außen wahrzunehmen.
- Sie fühlen sich ganz allgemein überfordert.

9.2 Trauma-Psychotherapie

Viele Menschen, die ein traumatisches Ereignis erlebt haben, erholen sich
mit der Zeit davon. Sie erlangen alleine oder mit Hilfe einer psychologischer
Beratung oder Betreuung ihr seelisches Gleichgewicht wieder und können
ihr Alltagsleben wieder aufnehmen. Die negativen Folgen halten sich in
Grenzen und können bewältigt werden. Ein akutes Ereignis, das einmalig
im Leben des Betroffenen ist und in sich abgeschlossen, vielleicht ein Autounfall, der auch nicht gravierende Lebensfolgen nach sich zieht, lässt sich im
allgemeinen schneller und einfacher verarbeiten als zum Beispiel andauernde
Erfahrungen von Gewalt in der Kindheit. Die geeignete Form der Behandlung, wenn nach einem traumatischen Erlebnis schwere psychische Beeinträchtigungen und Störungen auftreten, ist eine Trauma-Psychotherapie. Je
früher nach dem traumatischen Ereignis eine Psychotherapie einsetzt, desto
kürzer dauert sie im allgemeinen. Wenn das Ereignis lange zurückliegt und
die körperlichen und psychischen Symptome und Folgeerscheinungen
bereits verfestigt sind, muss mit einer längeren Behandlungsdauer gerechnet
werden. Trotzdem wird auch eine länger dauernde psychotherapeutische
Behandlung sich lohnen und ein geringer Aufwand sein im Vergleich zu den
Auswirkungen des Traumas und der damit verbundenen Beeinträchtigung
der Lebensqualität. Auch wenn das Trauma schon lange zurückliegt, auch
wenn die Symptome stark sind – Traumata können mit Hilfe eines Spezia-
listen erfolgreich behandelt werden. Folgende Merkmale sind Anzeichen
dafür, dass eine Trauma-Therapie helfen kann:

- Wenn, mehr als 4 bis 6 Wochen nach dem Ereignis, die Belastungserscheinungen noch stark sind und nicht schwächer werden, auch nicht
tendenziell. Eine (relative) *Beruhigung und Erholung bleibt aus*, man
kommt vom traumatischen Erleben nicht los. Die meisten posttraumatischen Symptome, wie sie oben beschrieben wurden, halten unvermindert an oder sie treten überhaupt erst auf. In diesem Fall hat sich eine so
genannte Posttraumatische Belastungsstörung entwickelt (s. dazu Kap. 1).
Unbehandelte oder nicht fachgemäß behandelte Belastungsstörungen
haben eine hohe Tendenz zur Chronifizierung und bringen vermehrte
Probleme im Beziehungs-, Arbeits- und im gesundheitlichen Bereich mit
sich.
- Wenn Sie in der *Vergangenheit schon traumatische Erfahrungen* gemacht
haben. Wenn das Trauma schon lange zurückliegt, aber körperliche und /
oder seelische Folgebeschwerden noch immer oder immer wieder Ihre

Gesundheit und Ihre Lebensführung beeinträchtigen. Wenn durch ein aktuelles Ereignis alte seelische Wunden wieder aufreißen und Ihr Leben beeinträchtigen.

- Bei bereits *ausgeprägten psychischen und psychosomatischen Störungen.* Dies kann eine (chronische) Posttraumatische Belastungsstörung sein, aber es gibt auch andere Krankheiten und seelische Störungen, die häufig, aber nicht notwendigerweise, mit dem Grundproblem einer Traumatisierung in Verbindung stehen. In erster Linie sind dies:

- Depressive Erkrankungen
- Angststörungen (ständige Ängste oder Panikattacken, ängstliches Verhalten allgemein)
- Selbstzerstörerisches Verhalten (z. B. Hungern, Selbstverletzungen)
- Süchte / Substanzabhängigkeit (Alkohol, Drogen, Medikamente)
- Körperliche Symptome, für die medizinisch keine Ursache gefunden werden können und die medizinisch auch nicht erfolgreich behandelt werden können (z. B. chronische Schmerzen wie Kopfschmerzen oder Unterleibsbeschwerden).

All diese Beschwerden und Krankheiten müssen durchaus nicht mit Traumatisierung in Verbindung stehen, aber es ist möglich, dass sie es tun. Es ist wichtig, diese Möglichkeit abzuklären, um die geeignete Behandlungsform zu finden. Die psychotherapeutische Fachperson, an die Sie sich bei Trauma-Folgestörungen wenden, sollte über ein spezielles Wissen und Handwerkszeug verfügen. Wie weiter oben erwähnt, haben Psychotherapeuten nach ihrer psychologischen oder medizinischen Grundausbildung zusätzlich eine psychotherapeutische Fachausbildung abgeschlossen. Darüber hinaus sollten Sie in jedem Fall auch Fachkenntnisse und Fähigkeiten im Bereich der Trauma-Störungen erworben haben. Erkundigen Sie sich nach den Qualifikationen des Therapeuten und lassen Sie sich erklären, wie er arbeitet. Klären Sie auch seine Verfügbarkeit ab. Kann er regelmäßig mit Ihnen arbeiten oder ist er, vielleicht bedingt durch andere Verpflichtungen, häufig abwesend? Ist er, in Notfällen, auch «außerhalb der Bürozeit» erreichbar? Persönlich sollte er verlässlich sein und vertrauenswürdig. Sie sollten sich in ihren Anliegen und Problemen verstanden fühlen und die «Chemie» zwischen Ihnen sollte stimmen, um erfolgreich zusammen arbeiten zu können. Geeignete Fachtherapeuten, zum Beispiel Institute im Bereich der Psychotraumatologie, finden Sie im Internet, auch psychotherapeutische und ärztliche Standesvereinigungen können weiterhelfen. Unabhängig von der speziellen therapeutischen Methode, in der der Therapeut ausgebildet ist, wird im Zentrum einer Trauma -Therapie immer der seelische Wiederaufbau nach einer traumatischen Erfahrung stehen und die Stärkung Ihrer Persönlichkeit. Ziel und Zweck ist die Bewältigung des Traumas und seiner Begleit-

und Folgeerscheinungen. So, dass Sie mit dieser Erfahrung innerlich ab-schließen können und diese Ihre Gesundheit und Ihr Leben nicht mehr der-art belastet und beeinträchtigt, wie sie es derzeit tut. Eine Trauma-Therapie kann nicht ungeschehen machen, was passiert ist. Es gibt kein Zurück und auf die Frage «Warum?» wahrscheinlich keine wirkliche Antwort. Es macht aber einen Unterschied, welche Bedeutung die traumatische Erfahrung für den gesamten Lebenszusammenhang hat und welche Position sie darin einnimmt. Die Persönlichkeit von Menschen nach einer traumatischen Er-fahrung wird nicht mehr ganz dieselbe wie vorher sein, allein schon deshalb weil sie Abschied nehmen mussten von der Illusion der Sicherheit, von ihrer alten «sicheren» Welt. Sie haben Unfassbares, Extremes, Schreckliches erlebt. Dennoch sind Menschen seit Beginn ihrer Entwicklungsgeschichte mit der Fähigkeit ausgestattet, auch zutiefst zerstörerische Erfahrungen zu über-winden, ohne daran zu zerbrechen. Irgendwann können sie akzeptieren, dass es so ist, wie es ist. Sie können ihr Schicksal annehmen und damit leben. Es beeinträchtigt nicht mehr schmerzlich spürbar und dauerhaft die Lebens-qualität. Die traumatische Erfahrung gehört zur eigenen Geschichte, aber sie ist Vergangenheit. Aus dem Trauma entwickelt sich Verletzbarkeit, aber häufig auch Stärke. Menschen erleben, dass sie durch das Trauma viele Verluste erlitten, aber vielleicht doch auch etwas gewonnen haben. Einige schauen das Leben anders an und vorher Selbstverständliches bekommt für sie einen anderen Wert, wird kostbarer, zum Beispiel die Familie, die Arbeit, die Gesundheit. Viele sagen, dass Sie nun bewusster und intensiver leben. Andere empfinden, dass sich ihre Persönlichkeit weiterentwickelte. Sie sind vielleicht trauriger als vorher, vorsichtiger, nicht mehr gleich vertrauensvoll, aber gleichzeitig entdecken sie, dass sie dem Leben auch reifer, weiser, kom-petenter und stärker begegnen. Dies ist es, was ich auch allen Lesern für ihren persönlichen Weg nach dem Trauma wünschen möchte.

Anhang

Die Übungen

Literatur

Canacakis, J. (1990): Ich begleite dich durch deine Trauer. Stuttgart: Kreuz Verlag.

Fischer, G. (2001): Neue Wege nach dem Trauma. Konstanz: Vesalius Verlag.

Gschwend, G. (2004): Notfallpsychologie und Trauma – Akuttherapie. Bern: Hans Huber.

Gschwend, G. (2004): Trauma – Psychotherapie. Bern: Hans Huber.

Guilmartin, N. (2004): Trost, Kraft und Wärme – mit Gesprächen helfen. München: Wilhelm Goldmann Verlag.

Kennerley, H. (2003): Schatten über der Kindheit. Bern: Hans Huber.

Morgan, S. (2003): Wenn das Unfassbare geschieht – vom Umgang mit seelischen Traumatisierungen. Stuttgart: W. Kohlhammer.

Peurifoy, R. Z. (2002): Angst, Panik und Phobien. Bern: Hans Huber.

Reddemann, L. (2001): Imagination als heilsame Kraft. Stuttgart: Pfeiffer.

Röhr, H.-P. (2003): Ich traue meiner Wahrnehmung – Sexueller und emotionaler Missbrauch oder Das Allerleirauh – Schicksal. Düsseldorf: Walter Verlag.

Die Autorin

Gaby Gschwend, lic. phil., Psychologin und Psychotherapeutin SPV mit Praxis in Zürich. Vorträge, Seminare und verschiedene Veröffentlichungen zu Trauma-Folgen und seelischen Traumatisierungen.

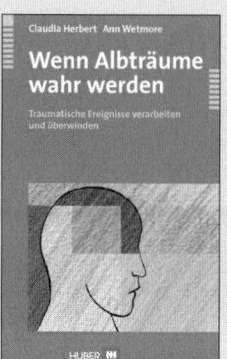

Claudia Herbert / Ann Wetmore

Wenn Albträume wahr werden

Traumatische Ereignisse verarbeiten und überwinden

Aus dem Englischen übersetzt von Irmela Erckenbrecht.
2006. 203 S., Kt € 19.95 / CHF 34.90
(ISBN 3-456-84218-X)

Dieses Buch zeigt, wie erlebte Traumatisierungen – und der daraus resultierende Stress – mithilfe der kognitiven Verhaltenstherapie erkannt, verstanden und überwunden werden können. Praktische Ratschläge und bewährte Übungen helfen, wirksame Wege der Bewältigung zu erschließen und die verletzte Seele zu heilen.

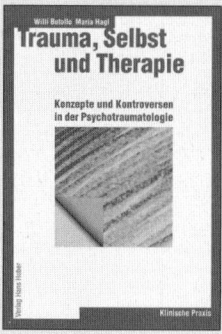

Willi Butollo / Maria Hagl

Trauma, Selbst und Therapie

Konzepte und Kontroversen in der Psychotraumatologie

Unter Mitarbeit von Marion Krüsmann, Markos Maragkos und Rita Rosner.
2003. 256 S., 3 Abb., 7 Tab., Kt € 26.95 / CHF 45.80
(ISBN 3-456-84037-3)

Es gibt ein breites Spektrum posttraumatischer Störungen, und ebenso vielfältig sind die Möglichkeiten ihrer diagnostischen Einordnung und Behandlung. Die Autoren geben einen Überblick und schildern ihr eigenes Konzept der Integrativen Traumatherapie und Diagnostischen Exposition.

www.verlag-hanshuber.com

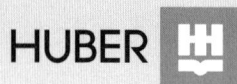

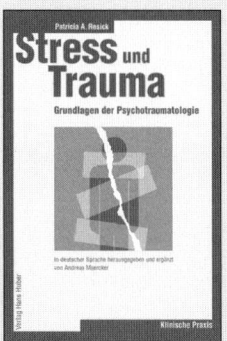

Patricia Resick

Stress und Trauma
Grundlagen der Psychotraumatologie

In deutscher Sprache herausgegeben und ergänzt
von Andreas Maercker.
2003. 217 S., 3 Abb., 8 Tab., Kt
€ 26.95 / CHF 45.80
(ISBN 3-456-83954-5)

Patricia Resick stellt die ganze Breite der psychischen Störungen dar,
die durch Extremstress entstehen können, und zeigt an zahlreichen
Beispielen, wie man diese behandelt.

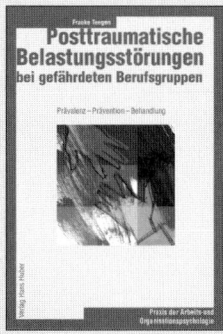

Frauke Teegen

Posttraumatische Belastungsstörungen bei gefährdeten Berufsgruppen
Prävalenz – Prävention – Behandlung

2003. 192 S., 3 Abb., Kt € 24.95 / CHF 42.80
(ISBN 3-456-83806-9)

Anhand zahlreicher Beispiele werden Risiko- und Schutzfaktoren
erläutert, die Organisation psychosozialer Unterstützung u.a. bei
Großschadenereignissen veranschaulicht sowie Präventions- und
Behandlungskonzepte praxisnah vorgestellt.

www.verlag-hanshuber.com

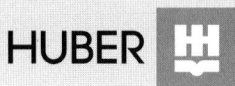